Danke …
an das Leben,
das mich zum Yoga geführt hat.
Danke, meine Lieben.
Danke, Thay.

INHALT

12
Zeit für Familie, Yoga & Achtsamkeit

☆ Tiefe Weisheiten lebensnah und alltagstauglich verpackt … du bekommst ein Yoga-Abendritual für deine Lieben und dich an die Hand, das praxiserprobt ist und funktioniert. ☆

34

Zeit für Asanas

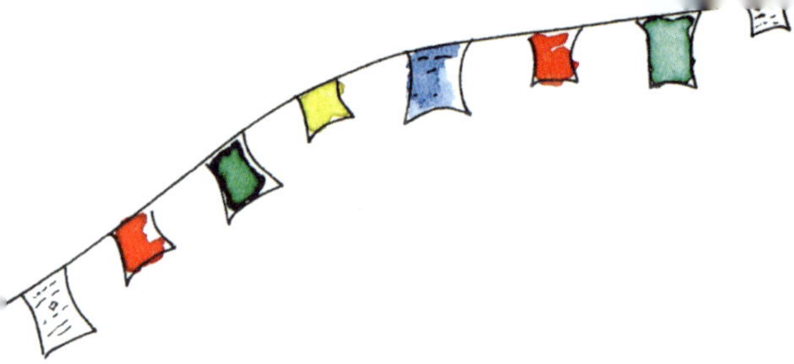

✩ Mit passenden Yoga-Asanas findest du zusammen mit deinem Kind zur inneren Mitte zurück. ✩

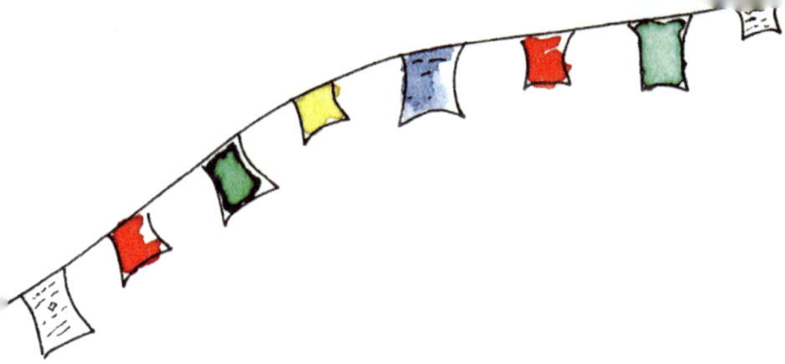

☆ Du entspannst mit deinem Kind. Ihr nehmt die Freude des Augenblicks sowie die gemeinsam verbrachte Zeit bewusst wahr. ☆

☆ Während dein Kind (ein)schläft, findest du selbst Stille mit Hilfe verschiedener Meditationsweisen. ☆

146

Zeit für Inspiration

DIE 28 INSPIRATIONSKARTEN

Liebevoll illustrierte Karten zum Ausschneiden
mit ausgewählten Worten und Texten

☆ Du bekommst Inspiration auf deinem Weg zu mehr Gelassenheit, Freude und (Familien)-Glück. ☆

9

IT`S BUDDHA TIME – IMMER UND ÜBERALL

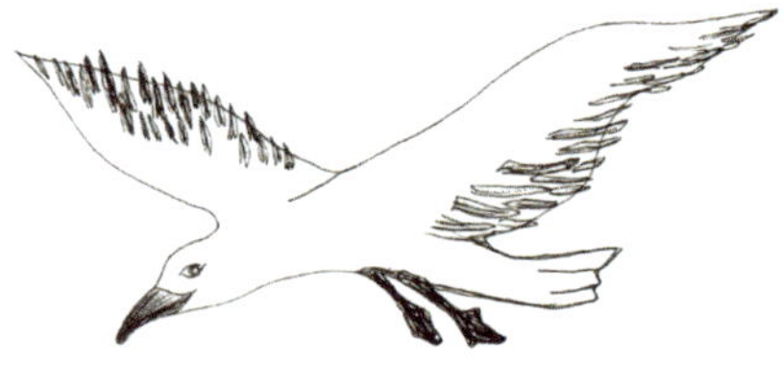

DIE RETTENDE INSEL DER STILLE

Wer kennt es nicht, das Gefühl wie ein Hamster im Rad zu laufen und zu laufen und zu laufen. Von Termin zu Termin. So, dass selbst die schönen Dinge des Lebens, wie das Treffen mit Freunden, der wöchentliche Yogakurs oder die Theateraufführung des Kindes im Vorfeld zu einem Stressgefühl führen. Einfach, weil sie als weiterer Termin im Kalender stehen. Gibt es eine Notbremse im Hamsterrad? Gibt es so etwas wie eine rettende Insel im wilden Ozean des Alltagsstresses? Wer wünschte sich keinen *emergency exit*? Nicht nur für uns Erwachsene, sondern oftmals auch für unsere Kinder. Statt bei Wind und Wetter draußen auf gewundenen Entdeckungspfaden, sind viele fast nonstop auf der Autobahn unterwegs. Immer auf der linken Spur, versteht sich: Leistungsdruck schon im Grundschulalter, verbindliche Freizeittermine, und um das herrlich-schreckliche Gefühl von Langeweile kümmern sich Smartphone & Co. Erfolgreich, denn Langeweile scheint abgeschafft … der erholsame Nachtschlaf zuweilen aber auch.

Ich kenne viele Menschen, die eine große Sehnsucht haben. Die Sehnsucht nach der rettenden »Insel der Stille«. Und tatsächlich ist so eine Insel für jeden erreichbar; es braucht nur etwas Entschlossenheit, um dorthin zu gelangen.

Dieses Buch soll Brücken bauen hin zur eigenen Insel der Stille. Und das ist nicht so schwierig, wie es auf den ersten Blick vielleicht scheint, da so eine Insel gleich um die Ecke auf uns wartet. Die Vorschläge in diesem Buch schicken niemanden »in die Welt« zu einem weiteren Entspannungskurs und verordnen auch keine Auszeit in den Bergen, denn dies wären ja weitere Termine im Kalender! Das Buch enthält Vorschläge, um zu Hause, am Abend nach getaner Arbeit, die Stille-Insel zu betreten. Und weil das so schön ist, können wir unsere Kinder an die Hand nehmen, damit sie direkt mitkommen und mit Yoga und Meditation in einen sanften Schlaf begleitet werden.

Ach ja, auf alle Eltern, die sich auf die Übungen dieses Buches einlassen, wartet am Ende eine wunderbare Entdeckung: Die Insel der Stille liegt nicht nur in unseren eigenen vier Wänden, sie wohnt vielmehr in unserem Herzen und ist deshalb überall da zu finden, wo wir sind. Wir können jederzeit eintreten, wo auch immer wir sind, was auch immer wir tun.

Die innere Stille ist unser wahres Zuhause:
There is no place like home.

Zeit für Familie, Yoga & Achtsamkeit

Dieses Kapitel verrät, weshalb Yoga so beliebt ist, warum Yoga glücklich macht und wie Buddhas Weisheiten uns auch heutzutage einen zufriedenen Alltag bescheren können. Es lohnt sich, Achtsamkeit in der Familie zu leben und das Yoga-Abendritual gemeinsam zu üben.

Nimm dir etwas Zeit, um auch im turbulenten Alltag zwischendurch immer mal wieder zu entspannen und dem Leben mit mehr Gelassenheit und Freude zu begegnen. Schenke deinen Lieben viel Aufmerksamkeit!

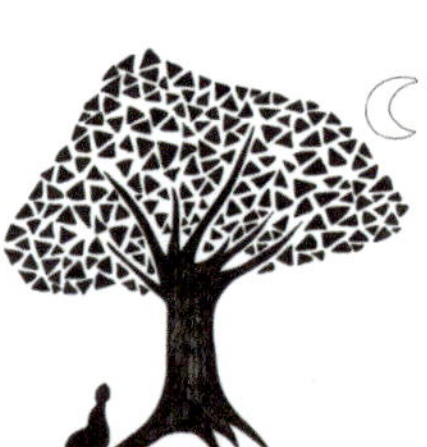

DAS HIER, DAS JETZT UND ICH

Ich sitze an meinem Schreibtisch, löse den Blick vom Bildschirm, weil ein Sonnenstrahl mich durch das Fenster berührt. Ich blinzle nach draußen und sehe, wie sich die Blätter des Kirschbaumes leicht im Wind bewegen. Ein tiefer, zufriedener Atemzug. Auf dem Lavendelbusch meines Balkons landet eine Biene.

Der nächste Atemzug verrät mir, dass in der Küche gerade die Bratkartoffeln anbrennen. Schnell Richtung Küche, den theoretischen Abriss für meinen Workshop, der in knapp vier Stunden beginnt, noch geistesgegenwärtig gespeichert und: Bratkartoffeln soeben noch gerettet. »Mama, wann gibt es endlich Essen?«, meine neunjährige Tochter wird ungeduldig. »Dauert nicht mehr lang'«. Eben noch den Absatz zu Ende schreiben und Pudding machen – oh nein, den habe ich vorhin beim Einkaufen vergessen. Es war nämlich genau beim Puddingregal, als meine Dreijährige ganz dringend zur Toilette musste – zum Glück wissen wir ja bereits, dass man den Schlüssel für das Kundenklo beim Bäcker abholen muss, dann schnell runter in die Tiefgarage. Meistens klappt das. Meistens ...

Was soll's? Pudding adé. Wir essen Joghurt als Nachtisch – mit frischen Apfelstückchen. Improvisation is(s)t (fast) alles. »Deck' doch bitte schon mal den Tisch«. Diese Aufforderung ist zu viel für meine Große, die erst vor zehn Minuten ihren schweren Schulranzen von der Schule (zum Glück fußläufig, das spart Nerven im Auto!) nach Hause geschleppt hat. »Immer ich, immer muss ich alles machen, und die Luise macht gar nichts – nur Unordnung in meinem Zimmer«. Während die Große lautstark protestierend in ihr chaotisches Zimmer geht (besser gesagt: stampft), der Esstisch ungedeckt bleibt und ich schon auf dem Weg ins Kinderzimmer bin, um die Tischlein-deck-dich-Situation ein für alle Mal zu klären, klingelt das Telefon, das ich am liebsten ignoriert hätte. Geht aber nicht. Mein Sohn ist schneller. Und ruckzuck, weil es dringend scheint, reicht er den Hörer murmelnd an mich weiter. Es ist sein Lehrer. Ich höre, dass mein Sohn zum wiederholten Male unentschuldigt im Kunstunterricht gefehlt hat. Ein unhörbarer Seufzer meinerseits. Wir werden das in der Familie klären, soll nicht wieder vorkommen, versichere ich dem Kunstlehrer, während ich sehe, dass die Kleine gerade mit ihren Wachsmalstiften kunstvoll den Esstisch verziert, den ungedeckten. Ein tiefer Atemzug. Die Bratkartoffeln … der Workshop.

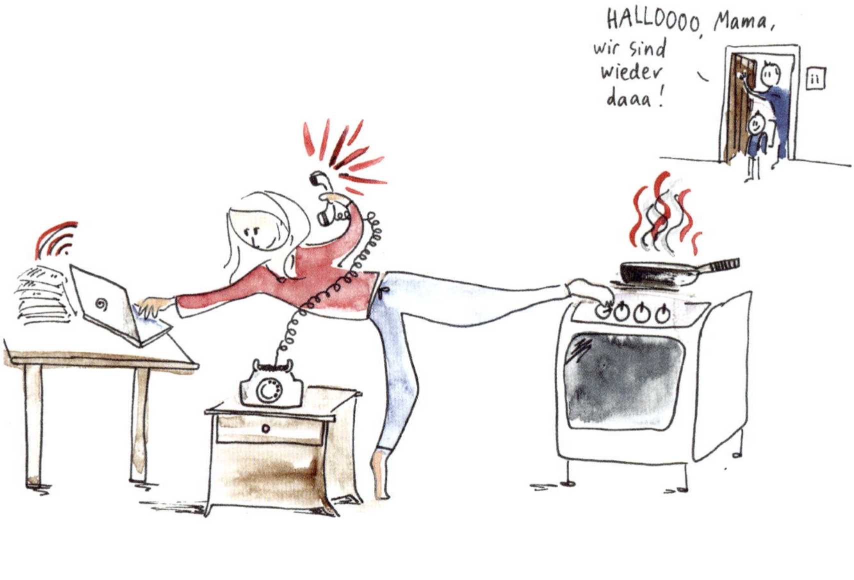

Einige Stunden später halte ich eben diesen Workshop. Ich bin gerade noch pünktlich am Seminarort angekommen. Die Französisch-Hausaufgaben des Großen sind nach einigen Querelen doch noch korrigiert (voilà!), das Mittagessen gegessen und die Spuren mehr oder weniger beseitigt. *By the way:* Joghurt mit Apfelstückchen werde ich ins mittägliche Repertoire aufnehmen, geht schnell, schmuggelt heimlich Vitamine ins Essen und fand Anklang (weil die Vitamine unentdeckt blieben). Wo war ich? Französisch, Mittagessen, Küchenordnung. Und sonst? Drei Mal tränenreichen Streit zwischen den Großen geschlichtet, Utensilien für den Workshop zusammengepackt, die Große zu den Pfadfindern gefahren, die Kleine in den Mittagsschlaf gesungen, die Hose für den Workshop gebügelt. Danach »Übergabe« an meinen Mann: Die Große wieder abholen, mit der Katze zum Tierarzt und auf dem Rückweg am besten gleich das Brot aus dem Bioladen mitbringen, Dankes-Blumen für die Nachbarin besorgen, die mal wieder großzügig über die Lautstärke der pubertären Stereoanlage weggehört hat. Unser Leben? Anstrengend. Wahnsinnig anstrengend. Aber schön. Wahnsinnig schön.

Ich begrüße die Workshop-Teilnehmer, beginne mit den ersten Übungen und blicke in einem Moment, als sich alle über ihre Handouts beugen (ja, mein Drucker hat mich diesmal nicht im Stich gelassen!) aus dem Fenster. Die Sonne geht langsam unter, grüne Blätter tanzen leicht im Wind. Ein tiefer zufriedener Atemzug!

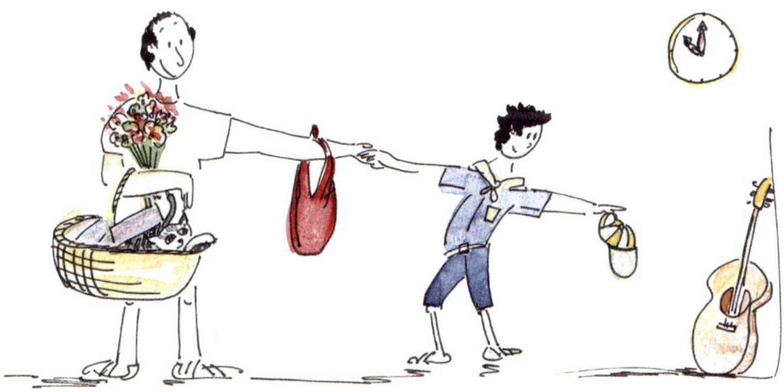

»Die Freuden der Gegenwart wahrnehmen« ist die Devise. Obwohl mir mittags die Anforderungen nur so um die Ohren flogen, es mir jedes Mal einen Stich ins Herz versetzt, wenn die Kinder laut streiten, und ich mich manchmal frustriert frage, wie das mit den Französisch-Hausaufgaben noch enden soll, übe ich. Ich übe mich wieder und wieder darin, von den Wirbelstürmen des Lebens nicht entwurzelt zu werden. Gelassen bleiben. Erst einmal tief durchatmen, bevor ich reagiere. Zwischendrin so oft wie möglich bewusst entspannen und: lächeln!

»ES HAT ETWAS LUXURIÖSES,
IM HERZEN DES CHAOS STILL ZU SEIN.«

Virginia Woolf

Mit vielen einfachen Tricks, die mit der Zeit zu einer guten Gewohnheit werden, ist der Alltag viel freudiger zu bewältigen. Oft kann ich mittlerweile von mir sagen:

»Ich bin ruhig, entspannt und glücklich.«

Yoga sei Dank.

YOGA SEI DANK!

Wer mit Yoga in Berührung kommt, spürt oft schon nach der allerersten Unterrichtsstunde eine sehr wohltuende Wirkung. Bewusstes Spüren und Wahrnehmen, Strecken, Dehnen, Drehen, Koordinieren und Stärken. Nie habe ich erlebt, dass jemand unglücklich eine Yogastunde verlassen hat, und das, obwohl ich seit 15 Jahren regelmäßig Yogakurse besuche und unterrichte. Hunderte wissenschaftlicher Studien über Yoga stützen meine Erfahrung. Der Körper ist dankbar für die ausgewogene Aktivität und belohnt uns mit einem tiefen Entspannungsgefühl nach getaner Arbeit, pardon: nach getaner **Asana**. Asana, richtig gelesen. Wie alles im Yoga, dessen mindestens 3500 Jahre alte Existenz schriftlich in einer Textsammlung, den indischen Veden, belegt ist, werden auch die Körperhaltungen noch heute in der Ursprache Sanskrit benannt. Sanskrit ist, obwohl unsere eigene Sprache daraus hervorgegangen ist, nicht ganz einfach zu erlernen. Schon bei der Bezeichnung einer Yogahaltung als Asana, einem nicht allzu komplexen Wort, gibt es aussprachetechnisch gleich eine Stolperfalle, die Betonung. Aaaasana heißt es richtig und nicht Asaaaana. Das erste »A« wird lang ausgesprochen. Nicht das zweite und auch nicht das dritte oder gar keines. Faustregel: Niemals an die Frucht Ananas denken, außer es geht um die Frage »Ist Yoga vegetarisch oder nicht?«.

Die Asanas »Hund«, »Held«, »Bogen«, »Baum« & Co. tragen also so herrlich klingende Namen wie *adho mukha svanasana, virasana, urdhva dhanurasana* oder *vrikshasana.* Und so verheißungsvoll, wie sie klingen, ist auch ihre körperliche Wirkung. Sie machen richtig fit. Aber das ist längst nicht alles! Auch auf unser Energiesystem wirken sie sich aus. Machen Dauerkaltfüße warm, laden unsere Akkus wieder auf, können eine regelrechte Verjüngungskur sein (Stichwort: strahlende Augen, glatte Haut) und schenken uns viel Lebenskraft. Doch bevor ich's vergesse: Ausgeglichenheit, innere Balance und Zufriedenheit gibt es beim Üben gleich gratis dazu.

Im klassischen Yoga sind die **Asanas** stets in guter Begleitung von **Atemübungen, Meditation** und **positivem Denken.** Die vier gehen Hand in Hand durch das schöne Yogaleben. Ein nahezu himmlisches Quartett. Ehrlich. Neben spürbaren Effekten des Yoga auf unsere Gesundheit ist es besonders die innere Einstellung, die wir von der Matte in unseren Alltag mitnehmen können, um unser Leben zu bereichern. Auch hier hält die Yoga-Philosophie einen riesigen Schatz bereit.

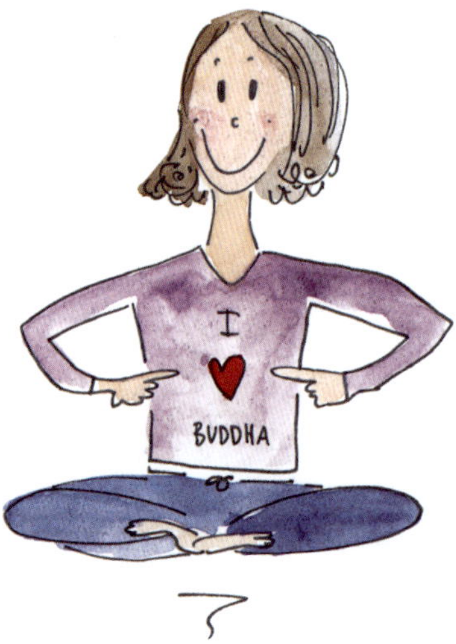

Für meine eigenen Inspirationen verlasse ich dennoch oft den ausschließlichen Blick nach Indien und nehme gleich weite Teile Asiens in meine innere Landkarte auf. Sri Lanka kommt dazu, Thailand auch und natürlich Japan, Burma, China, Korea, Vietnam ... Dort habe ich meine persönliche Quelle für alltagstaugliche Inspirationen gefunden. Jetzt bin ich Fan. Zum ersten Mal in meinem Leben. Ich bin großer Fan von niemand Geringerem als **Buddha**. Und dieses Fan-Sein ist einfach, denn Buddha ist heutzutage auch bei uns allgegenwärtig. Erst gestern habe ich ihn getroffen. Im Baumarkt: Buddha stehend für die »Wellness-Oase« (früher ganz profan »Badezimmer« genannt), Buddha sitzend für das Ufer des Kleingärtner-Gartenteichs, Buddha-Kopf fürs Klavier, wo früher Mozarts Büste thronte. Wir müssen nicht nach Asien reisen und schon gar nicht einen Tempel besuchen, um einen Buddha-Fanartikel zu bestaunen. Doch, wer war eigentlich Buddha?

Buddha – und das muss klar gesagt werden – war kein Gott, sondern ein ganz normaler Mensch auf der Suche. Wie ich. Okay, *normal* ist dann vielleicht doch untertrieben, denn **Siddharta Gautama**, so sein Name vor der Erleuchtung, war ein gut behüteter und wohlhabender Prinz aus der nordindischen Shakya-Dynastie. Dennoch war er zugleich wie wir alle. Er sah Krankheiten, Leiden, Unglück, Tod und fragte sich, wie er den permanenten Wandel des Lebens, das Dahinrinnen des Lebens, die Unplanbarkeit, das Leid aushalten könne. Gibt es einen Weg, der das Leiden beendet? Siddharta hat diesen Weg im Alter von 35 Jahren gefunden. In einer Vollmondnacht. Nach jahrelanger entbehrungsreicher Suche, nach jahrelanger Trennung von seiner Familie, seiner Frau und seinem Sohn. Fast verhungert. Unter einem Pappelfeigenbaum (dem heutigen *Bodhi*-Baum) meditierend, erlangte er tiefe Einsicht. Erfüllt von Verstehen und Liebe zu allen Wesen wurde Siddharta schließlich zum Erwachten *(»bodhi«)*, zum Buddha!

EIN MANN TRAF DEN BUDDHA UND WAR VON SEINER AUSSERGEWÖHNLICHEN AUSSTRAHLUNG BEEINDRUCKT. ER WOLLTE WISSEN, WEN ER VOR SICH HATTE, UND FRAGTE:
»BIST DU GOTT?« – »NEIN.«
»EIN ENGEL?« – »NEIN.«
»EIN HEILIGER?« – »NEIN.«
»WAS BIST DU DANN?«
DER BUDDHA ANTWORTETE:
»ICH BIN ERWACHT.«

Buddhistische Legende

Sein tiefes Erfahrungswissen hat Buddha bereits sieben Wochen nach seinem Erwachen geteilt und insgesamt über 40 Jahre lang selbst unermüdlich weitergegeben. Das Zauberwort seiner Lehre: Achtsamkeit!

Achtsamkeit bedeutet, ganz aufzugehen im gegenwärtigen Augenblick des Lebens. Dazu gehört, vorurteilsfrei wahrzunehmen, was das Hier und Jetzt an Erfahrungen bereithält: Wie fühlt sich mein Körper gerade an? Wie fließt mein Atem? Was ist erfahrbar, spürbar? Bin ich zerstreut oder konzentriert? Welche Gefühle sind da? In welcher Situation bin ich? Welche Menschen sind bei mir? Was ist jetzt zu tun? Achtsam in der Gegenwart anzukommen ist der Absprung aus dem dahinratternden Hamsterrad des Getriebenwerdens. Das Üben von Achtsamkeit führt zu einem zuvor unbekannten Friedensgefühl, zu wirklichem inneren Glück, ruhiger Gelassenheit und großer Entspanntheit. Wahrscheinlich ist dies der Grund, weshalb sich Buddhas Einsichten nach seinem Tod schließlich über ganz Asien verbreitet haben und nun auch bei uns angekommen sind. Sogar im Baumarkt.

Der Verbreitungsgrad, aber auch die Aktualität der über 2500 Jahre alten Weisheiten sind faszinierend. Jede Sekunde unseres Lebens können wir uns dazu entschließen, achtsam ein Stück auf Buddhas Weg zu gehen. Jetzt, sofort, genau hier. Heute schon bewusst geatmet? Heute schon bewusst den Körper gespürt? Heute schon bewusst gelächelt? Heute, jetzt sofort, genau hier ... *here & now!* Ein schöner *reminder*, quasi der Knoten im Taschentuch, um sich immer wieder bewusst an das Wahrnehmen des gegenwärtigen Moments zu erinnern, ist die »**Achtsamkeitsglocke**«. Der vietnamesische Zen-Meister Thich Nhat Hanh schlägt vor, dass wir immer, wenn wir eine Glocke hören, in die bewusste Aufmerksamkeit eintreten können. Heißt: Ich schalte den »Gedanken-Auto-Piloten«, der gern wieder und wieder die gleichen Schleifen dreht, aus und bin ganz da im Jetzt, komme zu meinem bewussten Atem zurück, nehme meinen Körper, so wie er im Moment an seinem jeweiligen Aufenthaltsort ist, wahr. Wahrnehmung ohne Wertung! Spüren.

»LAUSCHEN WIR DER GLOCKE, LAUSCHEN WIR UNSERER INNEREN STIMME DES VERSTEHENS UND MITGEFÜHLS, DIE UNS NACH HAUSE RUFT UND UNS DARAN ERINNERT, MEHR IN FRIEDEN MIT UNS UND DER WELT ZU SEIN.«

Thich Nhat Hanh

Die Achtsamkeitsglocke ist eine gute Übungshilfe. Ich halte mich oft im Freien auf und habe festgestellt, dass man fast überall in Deutschland, wenn man draußen ist, das Läuten einer Kirchturmglocke wahrnehmen kann. Dann kurz innezuhalten, drei Mal bewusst zu atmen und achtsam den Moment, in dem man sich gerade befindet, zu würdigen, ist ein wunderschönes Ritual. Wer sich darauf einlässt, wird vielerorts in viertelstündigem Rhythmus an den gegenwärtigen Augenblick erinnert. Der permanente Gedankenstrom bekommt eine kleine Zwangspause verordnet, und Zufriedenheit kann sich ausbreiten. Das bedeutet nach Adam Riese, nicht weniger als vier (!) Mal pro Stunde den Körper bewusst zu entspannen. Hört sich wenig an? Du wirst schon sehen, ach nein: fühlen! Natürlich gibt es die Achtsamkeitsglocke auch als Download fürs Smartphone ... mit frei wählbaren Glockenintervallen für so-oft-Achtsamkeitserinnerung-wie-gewünscht und überall.

Wer es schafft, mit Achtsamkeitsglocke oder ohne, eine Kombination aus Yoga und Achtsamkeitspraxis in sein Leben zu schleusen, wird erleben, wie schnell sich Vieles zum Guten verändert. Jede kann von einer stressgeplagten und Emotionen ausgelieferten Burnout-Gefährdeten zur wirklichen Alltags-Heldin werden! Wie? Mit Yoga-Asanas und Achtsamkeit.

DAS GLÜCK AUSSERHALB VON UNS SELBST ZU SUCHEN IST, ALS WARTE MAN IN DER TIEFE EINER NACH NORDEN GEHENDEN HÖHLE AUF DAS SONNENLICHT.

Tibetisches Sprichwort

Asanas, Achtsamkeit & Alltag

Danke Achtsamkeit, dass ich meine Bratkartoffeln gelassen vor dem Anbrennen bewahre, während die Kinder streiten und ich eigentlich meinen letzten Absatz fertig schreiben müsste. Danke Yoga, dass ich sehr regelmäßig eine tiefe Zufriedenheit spüre, auch wenn um mich herum die Anforderungen des Lebens toben. Zugegeben: Es klappt nicht immer, aber immer öfter. Die Techniken des Yoga und die Achtsamkeitspraxis haben mich verändert. Ich bin nun ein Mensch, der – außer wenn beim Raufen mit meiner Tochter ein Ellenbogen versehentlich in meinen Rippen landet – schmerzfrei durchs Leben geht: Keine Rückenbeschwerden, keine Schulter-Nacken-Probleme, sehr selten Kopfweh. Die letzte Erkältung? Ist eine Weile her. Wenn aber mal eine im Anmarsch ist, dann weiß ich sofort warum: Sie kommt immer dann um die Ecke, wenn eine Lebensphase so turbulent und anstrengend ist, dass Asanas und Achtsamkeit nicht mehr genügend Raum bekommen. Wenn ich erschöpft bin und dennoch im gleichen Tempo weiter durchs Leben gehe, nicht gut auf mich selbst Acht gebe.

Und innerlich? Ich bin ein Mensch geworden, dessen Glas, wenn nicht ganz gefüllt, dann immer halbvoll ist, nie halbleer. Das war vor meiner Yogazeit schon einmal anders, ich erinnere mich genau, denn regelmäßige Meditation trainiert auch das Gedächtnis …

Da ich an den schönen Spruch glaube, dass Glück das Einzige ist, das sich verdoppelt, wenn man es teilt, gebe ich meine glücklich machenden Yogaerfahrungen mit diesem Buch gerne weiter. Eine *Win-Win*-Situation also! Es ist ein Buch für Menschen wie mich. Für Menschen, die Zeit für sich brauchen, Phasen der Ruhe, Stille und Inspiration. Für Mütter, deren Leben oft einem Wirbelsturm gleicht und die dennoch eintauchen möchten in das Auge des Sturmes, für Eltern, die mit ihren Kindern die Wunder des Augenblickes gemeinsam genießen wollen. Und da sich – wie wir ja wissen – Glück verdoppelt, wenn man es teilt, darf das Buch gerne an die Oma, die beste Freundin und die Patentante weitergegeben werden. Ja, natürlich auch an den Opa der Kinder (das muss ich erwähnen, denn mein Vater wird sich sonst beim Lesen beschweren). Dies ist ein Buch zum Teilen. Es ist genug Yoga und Achtsamkeit für alle drin.

JETZT KOMMT YOGA INS FAMILIENLEBEN

Oft fragen mich meine Yogaschülerinnen, wann ich denn mal wieder einen Kinderyogakurs anbiete. Sie wünschen sich, dass auch ihre Kinder eine so angenehme Entspannung erfahren, wie sie sie selbst aus dem Yoga kennen. »Ihr könnt das selbst!« ist eine meiner Standardantworten, die sie meistens nicht hören wollen. Klar, sie sind vielleicht keine ausgebildeten Kinderyogalehrerinnen, aber sie kennen ihre Kids wie kein anderer. Ich weiß, wie gern Kinder zusammen mit ihren Eltern die Yogamatten im Wohnzimmer ausrollen. Meine Kleine konnte im zarten Alter von einem Jahr *adho mukha svanasana,* den Hund, schon unbewegt halten, und der Sohn meiner Yoga-Freundin Melanie hat kurz vor seinem zweiten Geburtstag am Baggersee, versunken im Spiel, plötzlich einen wunderschönen *Sonnengruß* gemacht. *Gemacht* klingt profan, er ist quasi aus ihm herausgeflossen, auch wenn sich das jetzt etwas esoterisch anhören mag. Gut, klar, die Kinder von Yogalehrerinnen haben ja schon im Mutterleib regelmäßig Yoga geübt und es anschließend mit der Muttermilch aufgesogen, aber daran liegt das nicht. Es ist nämlich so: Da Yoga ein völlig unaufgeregter Bestandteil unseres Familienlebens ist, ist es für die Kinder so selbstverständlich wie der Nachtisch beim Mittagessen. Tatsächlich kann man abends manchmal auch meinen Mann und unseren fast 14-Jährigen auf den Matten im Wohnzimmer »yogische Liegestütze« üben sehen.

Mit mir allerdings übt der Große nicht mehr. Da war diese Schmach, als er und sein Freund mich vor einiger Zeit herausgefordert haben: »Wer schafft mehr Liegestütze, du oder wir? Los geht's!«. »Äh, Moment mal, darf ich das abwandeln? Wir machen, wer länger den *Hund* halten kann. Das ist fast wie Liegestütze und ganz einfach«. Die Jungs waren gnädig und haben sich siegesgewiss auf den Deal eingelassen. Okay, das war nicht ganz fair von mir, denn unbewegtes Asana-Halten ist *meine* Spezialität, aber sie hätten ja auch »nein« zum Hund sagen können, oder?

Meinen Schülerinnen, und vor allem den Schülern, sage ich übrigens immer, dass Yoga kein Wettbewerb ist und dass es nicht darum geht, etwas zu erreichen, sondern sich selbst und seine Grenzen wahrzunehmen und zu akzeptieren ... aber man kann ja mal eine Ausnahme machen. Es ging schließlich um meine Ehre. Mein erster Herausforderer brach nach 4,7 Minuten ab, der andere nach 5,5 Minuten. Ich habe brilliert, triumphiert, jubiliert – hätte jedoch fast verloren, weil meine Muskelkraft recht schnell nachließ. Meine Arme zitterten früher als die der Jungs. Es war nur die konzentrierte tiefe Atmung, die mich, zugegeben haarscharf, über die Ziellinie getragen hat – aber das brauchen die beiden Jungs ja nicht zu wissen.

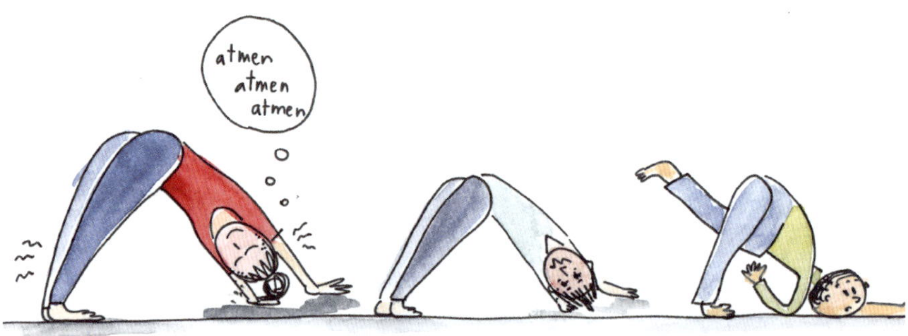

Nachahmung ist also das Zauberwort, um Yoga in die Familie zu bringen. Einfach Matte ausrollen, loslegen und schon sind sie da, die yogabesessenen Kids. Ich schwöre es! Einfach üben. Eine Asana nach der anderen. Die Kinder machen mal mit, mal schauen sie aus der Nähe zu, mal bauen sie den Holzturm daneben. Aber man schafft es immer, einige Asanas zu halten und mit etwas Übung gelingt es auch, in den gegenwärtigen Augenblick, ins Spüren und Wahrnehmen einzutauchen – und zwar so achtsam, dass das sich auf der Matte räkelnde Kind nicht eingequetscht wird, wenn man den Schulterstand wieder verlässt. Es geht. Die seufzende »es-geht-einfach-nicht«-Klage, dieses resignierte »die-Kinder-lassen-mich-nicht«, das kopfschüttelnde »ich-habe-zu-Hause-keinen-Meditationsraum« ist als Ausrede entlarvt!

Viel größer nämlich als die Hürde, den Hund gleich mit den Kindern zu üben, ist die Hürde, den Schweinehund, den inneren, zu überwinden. Ja, den kenne ich auch und sogar ganz gut. »Jetzt nicht auf die Matte, ist so viel zu tun, später, wenn die Kleine Mittagsschlaf hält«, und mittags »oh, geht grad nicht, der Große braucht mich in Französisch«, dann abends »oh je, heute ist noch Elternabend, hatte ich völlig vergessen«. Wenn es nach dem inneren Schweinehund ginge, hätte ich meine Yogamatte erst gar nicht gekauft! Zum Glück geht es aber nicht nach ihm. Dennoch: Es ist zugegebenermaßen einfacher, zwei 14-Jährige im Hund-unbewegt-halten-Contest zu schlagen, als den inneren Schweinehund zu überwinden.

Da hilft nur der alte Trick mit den Vokabeln: Eselsbrücke! Irgendetwas, das an den guten Vorsatz erinnert, wie mich mein Teenager-Lieblingsessen (Pommes mit Ketchup) an den französischen Apfel *(la pomme)* erinnerte. Die Eselsbrücke zu meiner täglichen Yogapraxis heißt **Ritual:** Wer jeden Abend vor dem Schlafengehen Yoga übt oder meditiert, hört irgendwann auf, sich zu fragen, ob gerade ein guter Zeitpunkt hierfür ist. Man tut es einfach, genauso, wie man zum Schlafengehen das Licht ausmacht. Und Schlafengehen ist ein gutes Stichwort, denn das neue

Yoga-Abendritual, das ich dir mit auf den Weg geben möchte, gilt nicht nur für uns Erwachsene, sondern kann auch die Kinder in ein sanftes Schlummern begleiten.

ANLEITUNG ZUM YOGA-ABENDRITUAL

Wer kennt es nicht? Das Abendessen ist gegessen, und man möchte die Lieben jetzt doch wirklich langsam »aus den Füßen haben«, wie man so schön sagt. Bitte, bitte, noch etwas Zeit für mich, bevor die Anstrengung des Tages allzu schnell zu einem narkotischen Tiefschlaf führt. Nur: Kein Kind geht gern Richtung Bett! Die »ich-mag-meine-Zähne-nicht-putzen«-Strategie ist kreativ, phantasievoll und bei jedem Kind unterschiedlich. Aber eins haben alle Strategien dieser Art gemeinsam: Sie dauern, fressen Zeit! Meine Zeit für mich! Meine Stille am Ende des Tages! Wie wäre stattdessen ein: »Mama, ich zieh schon mal meinen Schlafanzug an und gehe ins Bad. Wenn ich fertig bin, treffen wir uns im Kinderzimmer, aber beeil dich mit der Küche!«. Herrlich wäre das. Und es funktioniert. Die Perspektive, wie jeden Abend mit den Eltern Yoga zu spielen, hilft Kindern, sich auf den Weg ins Bett zu machen und genüsslich zu entspannen. Entspannte Kids, entspannte Eltern – entspannte Eltern, entspannte Kids. Ganz einfach.

»THE BEST THINGS IN LIFE ARE THE SIMPLE THINGS.«

Joe Cocker

Was geschieht beim gemeinsamen Yogaspielen, warum ist es so beliebt und wie wirkt es? Natürlich könnte ich mich zur Beantwortung dieser Frage noch schnell im Internet über die Wirkung pädagogisch ausgeklügelter Lernspiele oder Lernbücher informieren, um – ganz »unyogisch« – ein bisschen zu klauen. Nur ein bisschen, um Inspirationen zu bekommen für die Wunderwirkungen meines Büchleins, wie Konzentrationsförderung, Schulung der Motorik und Gedächtnistraining. Dies alles steht ja spätestens seit der nun schon in die Jahre gekommenen PISA-Studien hoch im Kurs, und ja, achtsames Yoga kann das natürlich auch. Dennoch sind für mich diese positiven Effekte nur Nebenwirkungen, positive zwar, aber dennoch *Neben*-Wirkungen. Beim gemeinsamen Yogaspielen geht es weder um Frühförderung noch um Nachreifung, sondern um Begegnung! Die Begegnung von Mensch zu Mensch, Eltern zu Kind, Herz zu Herz. Yoga eben.

»BEZIEHUNGEN SIND MIT SICHERHEIT DER SPIEGEL, IN DEM MAN SICH SELBST ENTDECKT.«

Jiddu Krishnamurti

Dieses Buch enthält Anregungen zum abendlichen Yogaspiel mit Kindern. Einem Spiel, bei dem dein Kind von dir volle Zuwendung und Aufmerksamkeit bekommt und dennoch, nein, gerade deshalb, Zeit für dich selbst bleibt, für das Wahrnehmen, Genießen und Eintauchen in den gegenwärtigen Augenblick. Zeit für eine abendliche Meditation.

Was mich so sicher macht, dass das Yoga-Abendritual funktioniert, ist nicht nur die Erfahrung mit meinen Kindern, sondern die Erfahrung, dass ausnahmslos alle Kinder glücklich sind, wenn sie von ihren Lieblingserwachsenen wahrgenommen werden. Bei all den Dingen des Alltags, die getan werden müssen, bei all den Zeiten, in denen sie nicht mit uns zusammen sein können und all den Zeiten, in denen sie mit uns zusammen sind, aber die täglichen Pflichten nur wenig Aufmerksamkeit für sie übriglassen, ist eine bewusst verbrachte gemeinsame Zeit eine Wohltat. Sie ist Nahrung, Seelennahrung, die jeder ganz einfach selbst zubereiten kann. *Home-cooking at its best.*

Meine Freundin Marie seufzte einmal, dass ihre Tochter Lene ihr keine einzige ruhige Minute lassen würde, permanente Dauer-Aufmerksamkeits-Forderung des Kindes (Wutausbrüche inklusive). Und all dies, während die vielen anderen Aufgaben ja auch noch bewältigt sein wollten. Wer kennt sie nicht, Mütter wie Marie, die ihrem Job nicht nur im Büro nachgehen, sondern auch Liegengebliebenes mit nach Hause nehmen müssen, wo aber auch noch das Familienmanagement wartet.

Eine Situation, die kein Mensch dauerhaft aushalten kann. Musste Marie zum Glück auch gar nicht. Lenes permanent forderndes Verhalten hat sich in dem Moment quasi in Luft aufgelöst, als Marie auf die Idee kam, im Alltag zu Hause immer mal wieder kleine Rettungsringe auszuwerfen. Für kurze Zeit alles stehen und liegen zu lassen, um sich ihrem Lenchen ganz und gar zuzuwenden, um mit ihr zu spielen, zu singen, ja, einfach intensiv zusammen zu sein. In diesen Momenten konnte Lene so viel Liebe und Aufmerksamkeit tanken, dass sie anschließend für lange Zeit friedlich neben Marie weitergespielt hat, während diese mit ihren eigenen Dingen beschäftigt war. Marie konnte viele neue Seiten an ihrer Tochter entdecken, die vorher durch ihre Not, ständig um Aufmerksamkeit buhlen zu müssen, verdeckt wurden. Dies war eine völlig neue Lebenssituation, und alle sind immer noch sehr glücklich damit.

Wenn wir uns entschließen, unseren Kindern abends zum Tagesabschluss intensive, bewusste Zuwendungen zu schenken und ganz mit ihnen ins Jetzt einzutauchen, werden sich für alle Beteiligten viele neue Türen öffnen. Dieses Buch enthält Ideen für solch ein »Herz-zu-Herz-Yoga-Begegnungs-Ritual« am Abend. Es kann jeden Abend zur Hand genommen werden oder auch an einem festgelegten Abend in der Woche.

Die Vorschläge darin können je nach Bedürfnis und Lebenssituation wie vorgeschlagen gespielt oder aber mit weiteren eigenen Ideen kreativ ausgestaltet werden. Wichtig ist aber gar nicht so sehr die Varianz und Vielfalt der Spiele oder die anleitungsgetreue Umsetzung, sondern das Yogaspiel wirklich zu spielen, es zu einem gemeinsamen Erlebnis werden zu lassen! Wie sagte schon Swami Sivananda, einer der berühmtesten Yogameister des 20. Jahrhunderts: »Ein Gramm Praxis ist mehr als Tonnen von Theorie«. Recht hat er.

DIE DREI SPIELPHASEN DES YOGA-ABENDRITUALS

Gewaschen? Umgezogen? Zähne gründlich geputzt? Also los, das Spiel beginnt. Jetzt, in diesem Moment, gleich hier im Kinderzimmer! Das Yoga-Abendritual kann sofort ins Familienleben einziehen. Es besteht aus drei Spielphasen, die alle um die fünf Minuten dauern können. Verlängerung oder Kürzung ist je nach eigenem Bedarf möglich.

Beginnend mit einer *aktiven Phase* (»Zeit für Asanas«), kannst du gemeinsam mit deinem Kind noch einmal den Körper in Bewegung, in unterschiedlichen Asanas wahrnehmen. Im Kinderzimmer, zum Beispiel vor dem Bett, ist vielleicht Platz zum gemeinsamen Üben. Es macht Sinn, schon in dieser Spielphase im gleichen Raum zu sein, in dem auch der Schlafplatz deines Kindes ist, weil der Weg zum Bett dann kurz ist. Doch wenn das nicht gemütlich arrangiert werden kann, ist auch ein anderer Raum für die Asana-Zeit möglich. Von den verschiedenen Asana-Reihen und Asana-Spielen, die in diesem Kapitel vorgestellt werden, kann pro Abend eine(s) ausgewählt werden.

In der anschließenden passiven Phase (»Zeit für Entspannung«) liegt dein Kind schon im Bett, während du davorsitzt. Vielleicht auf einem Meditationskissen, vielleicht auf der Bettkante oder einem nahen Stuhl, so dass Körperkontakt weiter möglich ist. Und wenn dein Kind im Hochbett schläft, seid einfach kreativ und findet eine gute Lösung. Vielleicht ist es ja ganz schön, wenn du mal wieder dort hinaufkletterst, dich da oben hinsetzt und es als Gelegenheit nutzt, deine Perspektive zu ändern. Wie auch immer, schrittweise nähern wir uns der Schlafenszeit. Auch von den vorgeschlagenen Entspannungsübungen sollte pro Abend eine ausgewählt werden.

Die abschließende *Schweigephase* (»Zeit für Meditation«) ist der Raum für stilles Beisammensein, während dein Kind behütet einschlafen darf. Hier kann deine Hand noch auf der Hand, dem Bauch oder der Stirn deines Kindes liegen. Es kann aber auch schon eine kleine Trennung erfolgt sein, beispielsweise indem du etwa einen Meter entfernt von deinem Kind sitzt. Diese Trennung kann einigen Kindern helfen, den Erwachsenen später aus dem Zimmer gehen zu lassen, wenn die Meditation beendet ist. Denn – und dies ist die einzige Spielregel, die strikt befolgt werden sollte – nach der Meditation darfst du ohne weitere Diskussion den Raum verlassen, ob dein Kind schon schläft oder nicht. Dies ist eine wichtige Regel, damit das Ritual funktionieren kann und nicht täglich wieder neu und unnötig anstrengend ausgehandelt werden muss.

Doch auch hier gibt es eine kleine Hilfestellung zum Gelingen: Je tiefer, angenehmer und entspannter deine eigene Meditation mit der Zeit wird, umso leichter wird auch dein Kind loslassen und einschlafen. Mit deinem ruhigen, gleichmäßigen Atem wird auch der Atem deines Kindes ruhiger und tiefer fließen. Dein meditatives Verweilen ohne Zeitdruck und »Wollen« (frei von »Los, schlaf endlich ein!«), wird dein Kind in einen sanften Schlaf wiegen, der sich ausbreitet, noch ehe du die Meditation beendet hast. Versprochen!

FRAGEN ZUM YOGA-ABENDRITUAL

Welche Übungen des Buches kann ich für ein Abendritual kombinieren?

Gehe immer nach dem gleichen Schema vor. Wähle

- eine Übung aus dem Asana-Teil (ab S. 50) aus,
- eine aus dem Entspannungsteil (ab S. 94) und
- die Meditation (S. 64 oder S. 130).

Welche Übungen du kombinierst, entscheidest du stets neu nach den abendlichen Bedürfnissen deiner Lieben und deiner eigenen Verfassung.

Wie beginne ich das Yoga-Abendritual, wenn ich noch nie Yoga gemacht habe?

Am besten mit den Übungen aus dem Entspannungsteil (ab S. 94). Sie können auch ohne Vorerfahrung angewandt werden und sind sehr einfach umzusetzen. Bei den Yoga-Asanas ist eine korrekte Umsetzung wichtig und daher empfehle ich dringend eine präzise Anleitung durch eine(n) erfahrene(n) Lehrer(in). Wenn du keine Zeit für wöchentlichen Unterricht im Kurs hast, buche doch gelegentlich eine Privatstunde.

Was mache ich, wenn mein Kind nicht mit mir üben möchte?

Alles darf so sein, wie es ist. Übe dich ständig darin, den Augenblick so anzunehmen, wie er ist und nicht so, wie du denkst, dass er sein sollte. Übe die Asanas dann alleine, ohne dein Kind zu drängen, am besten so, dass es dich dabei sieht und spüren kann, wie gut sie dir selbst tun. Dann einfach abwarten. Du kannst deine eigene Yoga-Praxis in Anwesenheit deines Kindes ruhig Abend für Abend wiederholen. Wenn du beharrlich übst, steht dein Kind irgendwann bestimmt mit auf der Matte.

Wie übe ich zum ersten Mal mit meinem Kind?

Am besten mit der Traumreise im Entspannungsteil (S. 101) beginnen und noch keine Asanas üben. Du kannst dich aber mit ihnen vertraut machen, indem du das Lesen der Traumreise als Gute-Nacht-Geschichte ankündigst und dein Kind noch um etwas Geduld bittest. Bevor du dich ihm zuwenden und die Geschichte lesen kannst, möchtest du ab heute einige Yogahaltungen üben. Dann übe selbst anhand des Buches vor dem Bett des Kindes die Happy-*sattva*-Reihe an einigen Abenden. Dein Kind darf selbstverständlich gleich mitmachen, wenn es mag. Wenn du Zeit findest, kannst du dich auch schon vorab allein mit der Happy-*sattva*-Reihe vertraut machen. Dies hat den Vorteil, dass du deinem Kind die Übungen dann abends gleich zeigen und mit ihm gemeinsam ausprobieren kannst.

Warum gibt es nur zwei Meditationsanleitungen im Buch?

Eine von beiden passt bestimmt zu dir. Es ist ratsam, eine Meditationsweise über einen längeren Zeitraum zu üben und nicht ständig zu wechseln, damit der Geist wirklich zur Ruhe kommen kann. Der menschliche Geist ist es gewohnt, ständig neue Impulse zu bekommen und zu verarbeiten. Möglicherweise »wehrt er sich« gegen dein Bemühen, ganz in den Augenblick und die Stille einzutauchen. Wenn er in der Meditation auch stetig mit neu zu verarbeitenden Informationen »gefüttert« wird, bleibt er in seiner Routine des Nachdenkens, Umherwanderns und Planens. Beharrlich, wie ein Hundewelpe, der lernen soll, »Sitz zu machen«, erziehen wir den Geist durch Wiederholung dazu, wirklich still zu werden. »Sitz!«

Meditationserfahrene wählen ruhig ihre persönliche Meditationsweise, die sie üben, während das Kind einschläft. Sie sollten aber ebenfalls über einen längeren Zeitraum bei einer Technik bleiben.

Was mache ich, wenn ich Beschwerden oder Schmerzen habe?

In diesem Falle vor dem Üben den Rat einer Ärztin oder eines Heilpraktikers einholen. In den meisten Fällen kann man dennoch üben, muss jedoch einige Asanas mit Hilfsmitteln unterstützen oder abwandeln. Auch dabei kann eine erfahrene Yogalehrerin dir hilfreich zur Seite stehen.

Zeit für Asanas

Dieses Kapitel enthält eine Vielzahl verschiedener Yogaübungen und Yogaspiele passend zur Befindlichkeit. Viele Grundlagen des Yoga werden aufgegriffen und erklärt. Das Kapitel bereitet auf den körperlich aktiven Teil des Abendrituals vor.

Nimm dir etwas Zeit, um mit Yoga in Bewegung zu kommen und deinen Körper zu spüren. Es ist ein Wunder, lebendig zu sein. Schenke deinen Lieben viele Gelegenheiten gemeinsamen Übens.

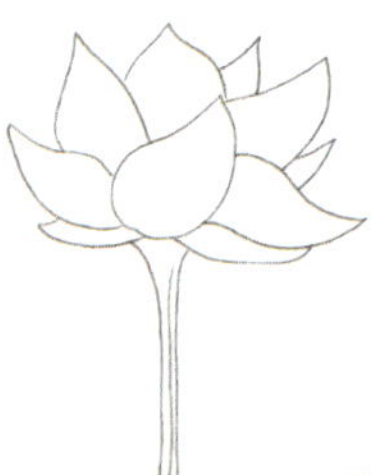

»MASSGESCHNEIDERTE« ASANAS FÜR DEIN KIND

Yoga-Asanas als Herz-zu-Herz-Begegnung, als Seelennahrung für dein Kind. Anspruchsvoll auf den ersten Blick, doch überhaupt nicht schwierig in der Umsetzung. Es geht um das völlige Aufgehen im gegenwärtigen Augenblick, um das Bewegen und Entspannen des Körpers, um das Wahrnehmen deiner Empfindungen und vor allem um das Er-spüren der Befindlichkeit deines Kindes.

- In welcher Verfassung steht dein Kind heute Abend an deiner Seite?
- Was braucht es, um ruhig, friedlich und glücklich schlafen zu können?

Um dem Befinden deines Kindes auf die Spur zu kommen, sind die sogenannten *gunas* (Eigenschaften) hilfreich.

Es lohnt sich, eine kleine Zeitreise gen Osten in das erste vorchristliche Jahrtausend zu unternehmen. Zu dieser Zeit gab es in Indien verschiedene Philosophieschulen, die recht populär waren. Eine von ihnen war die Samkhya-Schule. Sie vertrat die Auffassung, dass die Ur-Natur sowie alle Lebewesen und Dinge immer durch drei wesentliche Eigenschaften charakterisiert werden können. Diese drei Eigenschaften oder Qualitäten werden in Sanskrit ***gunas*** genannt. Sie können dabei helfen, die komplexe Welt, in der wir leben, etwas überschaubarer zu machen, indem sie nichts Geringeres tun, als das Universum zu ordnen. Laut Samkhya-Philosophie macht das Zusammenspiel der *gunas* auch den Charakter oder das Typische von uns Menschen aus.

Gerne wird zur Veranschaulichung der drei *gunas* das Bild eines tiefen Sees verwendet: Ist der See ruhig, die Wasseroberfläche glatt und das Wasser so klar, dass es möglich ist, bis auf den Grund zu schauen, dann hat man es mit der Qualität ***sattva*** zu tun. Reinheit pur. Völlige Harmonie, Ausgeglichenheit und tiefe Stille. Ist der See hingegen vom Wind aufgepeitscht, sieht man die Qualität ***rajas*** (sprich: radschas). Hohe Wellen, trübes und aufgewühltes Wasser, Strudel. Da ist Rastlosigkeit, wilde Bewegung, überschäumende Energie. Und der Grund des Sees? Schlamm. Schwer, träge, dunkel. Das ist die Qualität ***tamas***. Erschöpfte Müdigkeit, Trägheit, Antriebslosigkeit.

Diese Qualitäten kannst du schnell erspüren, wenn du dein Kind abends erlebst. Ist da Erschöpfung, Rastlosigkeit, oder ist dein Kind ganz bei sich und ausgeglichen? Nicht immer zeigen sich die *gunas* in Reinform. Sie kommen auch kombiniert vor, enthalten also Anteile der jeweils anderen *gunas*. Doch eine Grundstimmung kann man recht schnell ausmachen.

Wozu das Ganze? Weil die abendliche Stimmung die Yogapraxis anleitet. Ein Kind in *sattva*-Stimmung hat andere Bedürfnisse als ein Kind in *rajas*-Stimmung. Ein Kind in *rajas*-Stimmung benötigt andere Impulse als ein Kind in *tamas*-Stimmung. Das liegt auf der Hand, oder?

Die Abend-Asanas dieses Buches laden dazu ein, nicht schematisch immer das Gleiche zu üben, sondern die Yogapraxis in deinem eigenen Ermessen auf die jeweiligen Befindlichkeiten deiner Lieben zuzuschneiden und sie darin zu unterstützen, wie von selbst wieder in ihre eigene Mitte zu finden. Ach ja: Wenn du mal ohne Kinder übst, gelten die *gunas*-Hinweise für dich selbst natürlich ebenso.

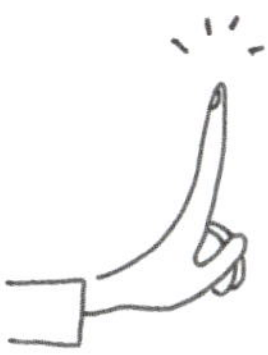

Aber Achtung: Jetzt kommt ein erhobener Zeigefinger!

Was uns Erwachsenen jedoch auf gar keinen Fall passieren darf, ist, die Leistungsorientierung und den Leistungsdruck, mit denen die meisten von uns im Alltag permanent konfrontiert werden, als Maßstab für die Beurteilung der kindlichen Verfassung zu nehmen. Bei den *gunas* geht es nicht um Wertung, nicht ums Messen, nicht um die Erfüllung eines Idealbildes! Ein Kind darf genau so sein, wie es ist und darf genau so geliebt werden, wie es ist. Es geht beim abendlichen Yogaritual nicht um Gelenkigkeit, nicht darum, etwas zu erreichen. Es geht nicht darum, möglichst oft am Abend ein supertolles *sattva*-Kind zu haben und *rajas* oder *tamas* als Qualitäten abzulehnen. Sie stecken doch in jedem von uns und sind immer mal wieder die vorherrschenden Befindlichkeiten.

Worum geht es? Es geht um das gemeinsame Tun. Um Liebe. Unterstütze dein Kind liebevoll dabei, den Tag freudig und zufrieden ausklingen zu lassen. Für jede Stimmung habe ich analog zu den *gunas* passende Yoga-Asanas zusammengestellt. Die *sattva*-, die *tamas*- oder die *rajas*-Asanas. Egal ob *sattva, rajas* oder *tamas,* alle Asanas sind gleich gut und gleich berechtigt. Sie eröffnen alle die gleiche Möglichkeit: Herz-zu-Herz-Begegnung.

Alle Asanas sind Happy-Asanas!

Wenn du nun sehr neugierig geworden bist, kannst du gern zum Asana-Praxisteil (S. 50 »Die Happy-*sattva*-Asanas«) vorblättern und sofort üben! Jetzt und hier. Du bist aber auch noch auf einen kleinen Ausflug in den Zoo eingeladen, zum Lotusteich. Dabei erfährst du etwas mehr über *sattva*.

Exkurs-Spaziergang: Sattva und der Lotus

An einem frühen Sonntagvormittag war ich mit meinen Mädels, als alle anderen potenziellen Besucher wohl noch schliefen, im Zoo. Dort war es ruhig (vom wilden Streiten der Affen einmal abgesehen), und wir befanden uns gerade auf dem Weg von den Zebras in Richtung Seehunde, als ich eine Entdeckung machte. Die Mädels liefen vorneweg, ich schlenderte durch die geschwungenen Wege in friedlicher Stimmung zwischen alten Bäumen hindurch, und mittendrin war ein kleines Becken mit Seerosen. Seerosen! Seerosen sind für mich eine Art Achtsamkeitsglocke. Doch es will mir in ihrer Gegenwart nie gelingen, gegenwärtig zu sein. Zwar betrachte ich sie gründlich, beobachte auch meinen Atem und entspanne mich, doch träume ich mich sofort sehnsuchtsvoll zu den wunderschönen Teichen in Asien. Fernweh statt Gegenwart. Buddha, verzeih! Nach einigen Atemzügen gelang es der Schönheit dieser Pflanzen jedoch, mich im Augenblick zu verankern. Diese Blätter, diese Blüten! Eigentlich besitze ich weder einen grünen Daumen noch große Hingabe an die Pflanzenwelt, aber diese Seerosen … waren gar keine!

Ich habe dank der Zoo-Beschilderung etwas Wichtiges auf meinem spirituellen Pfad gelernt. Das vor mir waren echte Lotusblumen. Für alle, die es etwas genauer wissen wollen, kann ich nun mein brandneues Expertinnenwissen anbieten: Die asiatische, weißlich-rosa blühende Lotuspflanze *(Nelumbo nucifera)* gehört botanisch zur Familie der *Nelumbonaceae*. Dieser Familie gehört nur noch eine zweite Art von Wasserpflanzen an, nämlich der gelblich blühende amerikanische Lotus *(Nelumbo lutea)*. Die Seerosengewächse *(Nymphaeaceae)* hingegen gehören zu einer ganz anderen botanischen Familie. Früher zählte man *Nelumbo nucifera*, die Lotusblume, fälschlicherweise und wissenschaftlich nicht haltbar zu den Seerosen, und bis heute kommt es zu Verwechslungen (wie ich selbst etwas beschämt gestehen muss). Klar, dass *Nelumbo* das auf die Dauer ziemlich nervig findet.

Meine Schulfreundin Kerstin jedenfalls reagiert zwar äußerlich immer gelassen, wenn man Karin statt Kerstin zu ihr sagt, aber ich sehe an ihren roten Ohren, dass sie innerlich tobt, wenn sie mal wieder mit ihrer Cousine verwechselt wird. Nicht witzig!

Ich zumindest habe nun meinen Fehler erkannt und werde fortan streng zwischen Lotus und Seerose differenzieren. *Sorry, Nelumbo!* Im Übrigen gibt es zwischen beiden Wasserpflanzen, auch wenn sie sich äußerlich ähneln, doch ein auffälliges Unterscheidungsmerkmal. Im Unterschied zur Seerose, die auf der Wasseroberfläche schwimmt, erheben sich die weißen oder rosafarbenen Blüten der Lotuspflanze bis zu knapp einem Meter weit über die Wasseroberfläche, und zwar in einer anmutigen Haltung. Apropos Haltung, Lotus heißt auf Sanskrit *padma*, die entsprechende Yogahaltung, *padmasana*, ist eine sitzende Meditationshaltung. Der Lotussitz. Er ist ein Klassiker unter den Asanas. Somit passt alles perfekt zusammen: Die Lotusblume, anmutig und rein, gilt in Asien bis heute als Symbol höchster Erkenntnis, Reinheit und Vollkommenheit. Die Lotusblume symbolisiert *sattva*. Aber nicht nur ihre Schönheit und ihre Anmut sind für die Bezeichnung »rein« verantwortlich. Tatsächlich – das habe ich auch im Zoo gelernt – perlt das Wasser auf ihren Blättern in Tropfen ab und nimmt dabei auch alle Schmutzpartikel auf der Oberfläche mit. Verantwortlich dafür ist eine »komplexe mikro- und nanoskopische Architektur der Oberfläche. Diese minimiert die Haftung von Schmutzpartikeln«. Jetzt weiß ich endlich auch, warum die selbstreinigenden Fensterscheiben, von denen meine Tante Hilde so schwärmt, das Etikett »Lotus-Effekt« tragen. Also *sattva* im reinsten Sinne des Wortes, zumindest äußerlich.
Sattva im Yoga? Ein ruhiger, friedlich-glücklicher Geist, ein angenehmes Körpergefühl. Das Ziel des Yoga, das Ziel der Meditation. Deshalb kommen auf vielen Titelseiten buddhistischer Bücher oder auf Yoga-Websites

inflationär oft Lotusblumen vor. Das Symbol ist unschlagbar. Selbst Sarasvati, die indische Göttin der Künste, Musik, Poesie und Wissenschaften sitzt (oder steht) auf einer Lotusblüte, und Lakshmi, die indische Göttin des Reichtums, der Fülle, des Glücks und der Schönheit thront ebenfalls auf *Nelumbo nucifera*.

Doch was ist, wenn in unserer eigenen Yoga- und Meditationspraxis *sattva* noch auf sich warten lässt? Wenn der Geist umhertobt wie ein sich streitender Zoo-Affe und die Motivation zum Üben oft *tamasiger* ist als der Schlick der Nordsee? Kein Problem! Alles darf so sein, wie es jetzt gerade ist: Atmen, wahrnehmen, das Licht der Achtsamkeit darauf richten ... *»no mud, no lotus«* (kein Schlamm, kein *Nelumbo*), heißt es von Buddha-Fans. Denn auch die wunderschöne Lotusblume braucht zum Gedeihen und Erstrahlen die Nährstoffe, die unten im Schlamm stecken. Ohne Schlamm kann die Lotusblüte nicht sein. Wir haben alle unsere Päckchen zu tragen, unsere Baustellen in Angriff zu nehmen, doch wir sollten uns nicht abschrecken lassen. Wenn wir regelmäßig Achtsamkeit üben, wird *sattva* nicht auf sich warten lassen. Ehrlich! Auch wir können durch Übung »Schlamm zu Lotus verwandeln«. Die wohltuenden Körperübungen des Yoga und das tiefe Schauen in der Meditation ebnen diesen Weg, daran besteht kein Zweifel. Vielleicht spüren wir es nicht sofort, vielleicht nicht in Reinform, aber vielleicht irgendwann sogar als Grundstimmung. *Shine your light!*

Um den Bogen zum Zoo zu spannen: Meine Mädels liefen ja vorweg, auf dem geschwungenen Weg, am Lotusteich vorbei. Doch noch während bei mir die botanische Beschilderung große Aha-Erlebnisse auslöste, rief die Kleine voll Entzücken: »Mama, komm schnell, hier ist ein Prinzessinnen-Schwan, der schläft im Baum!«. Jetzt musst du vielleicht ein paar Mal um die Ecke denken, bis du darauf kommst, was sie gesehen hat. Natürlich, einen rosa, um nicht zu sagen pinken, Flamingo der auf einer Insel im See stand und schlief! Hä?!

Kommst du nicht drauf? Also, es ist ganz einfach:

- »Prinzessin«, weil rosa-pink (wer kleine Mädels kennt, weiß, was ich meine ...),
- »Schwan«, weil sie Flamingo bis dahin nicht kannte (aber da finde ich als künftige Botanikerin und Biologin – im nächsten Leben – Schwan schon ganz treffend),
- schlafend (Kopf in Federn, gut erkannt!),
- auf einem Bein (also in der Asana *vrikshasana* = Baumhaltung, kurz: Im Baum).

Fazit: Yoga-Asanas begegnen uns immer und überall. Selbst im Zoo. Also dann, auf zum Üben!

Exkurs-Spaziergang ENDE

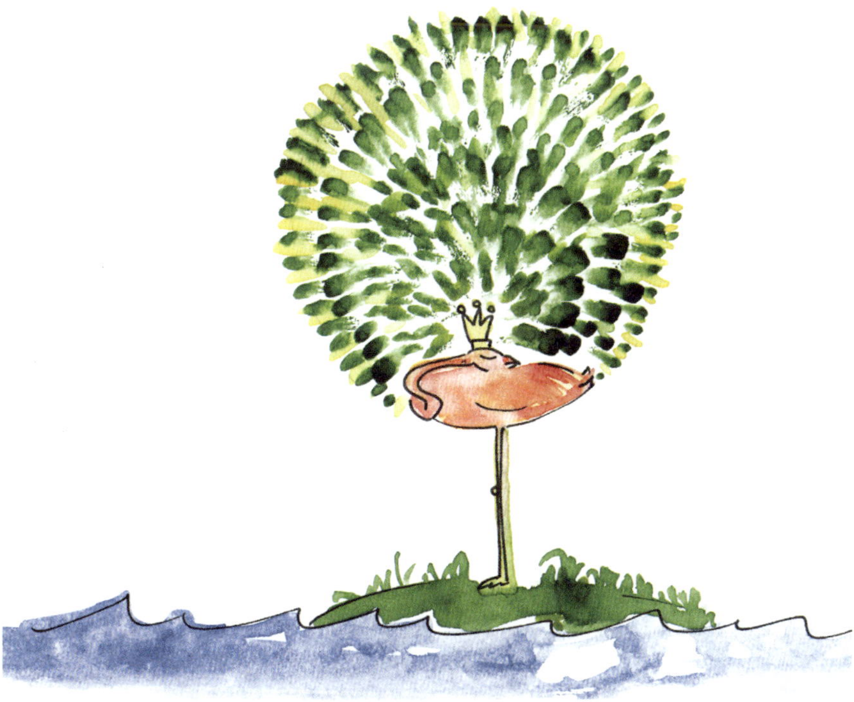

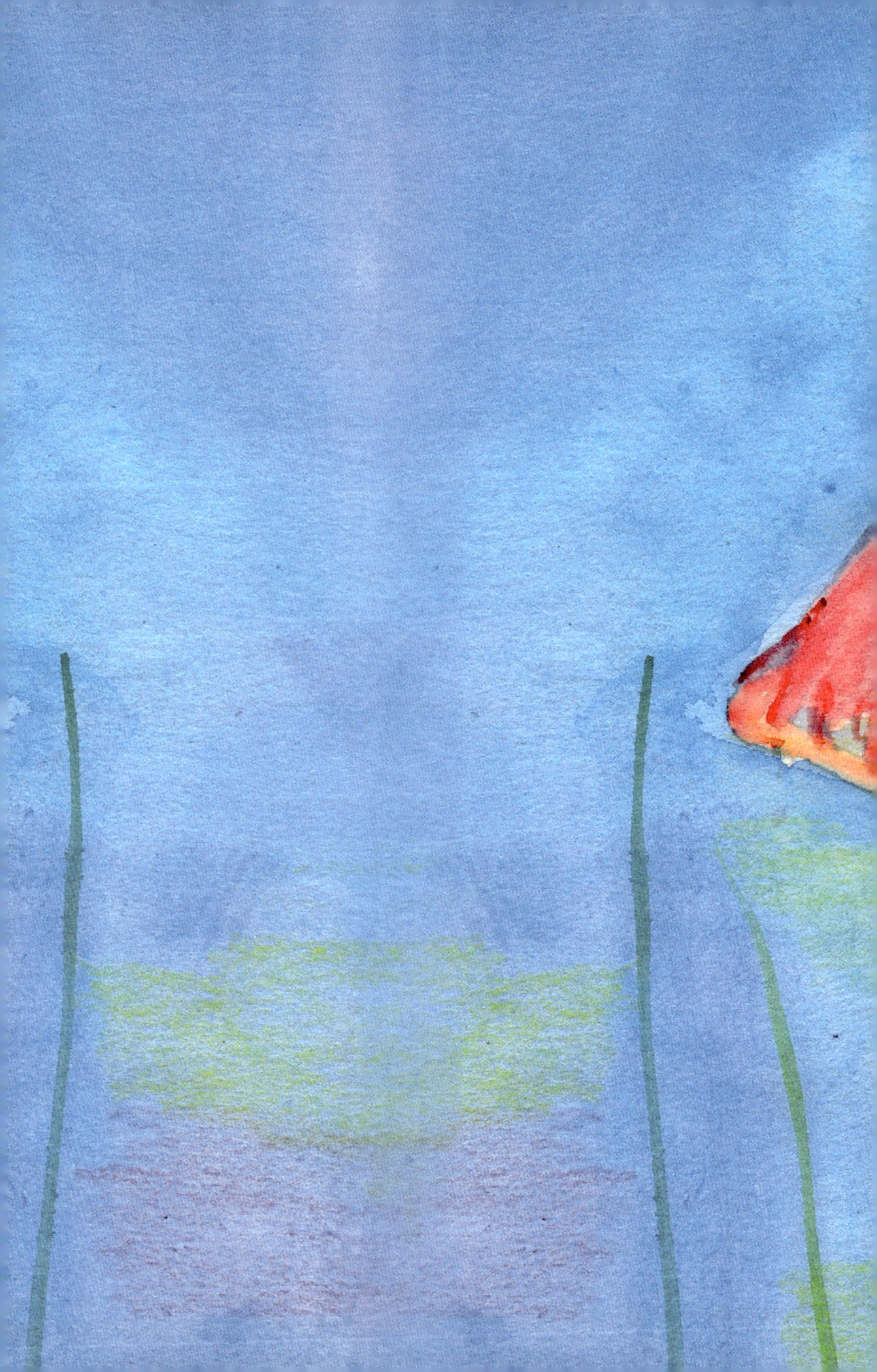

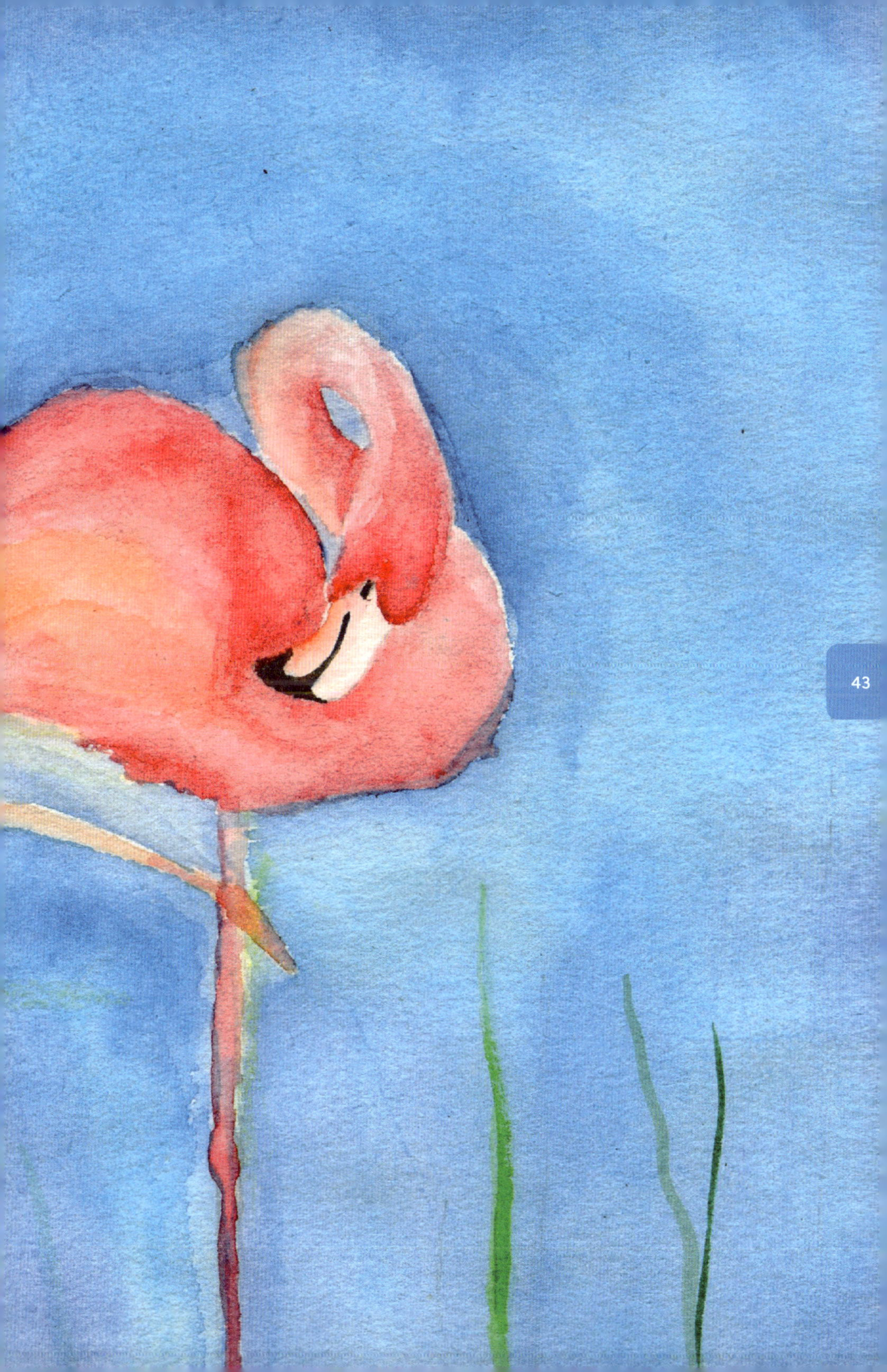

ÜBUNGSVORSCHLÄGE PASSEND ZUR ABENDLICHEN STIMMUNG

Mein achtjähriger Sohn Tom hatte einen anstrengenden Tag und ich auch. Wir sind recht müde. Was schlägst du vor? Bitte nur ein kurzes Programm.

1. Happy-*tamas*-Asanas (S. 72)
2. Heilende Hände (S. 111)
3. Meditation für dich (S. 64 oder 130)

Sophie, meine fünfjährige Tochter kommt gerade vom Kindergeburtstag, ist zuckergeladen, aufgekratzt und erschöpft zugleich. Was können wir am besten üben?

1. Happy-*rajas*-Asanas (S. 68)
2. Goldtröpfchen mit Lied (S. 95)
3. Meditation für dich (S. 64 oder 130)

Meiner neunjährigen Tochter Anna geht es eigentlich gut, aber sie hat Angst vor der Klassenarbeit morgen. Wie kann ich sie mit dem Yoga-Abendritual unterstützen?

1. Asanas in der Baumgeschichte (S. 80)
2. Positiver Tagesrückblick (S.107)
3. Meditation für dich (S. 64 oder 130)

Fabian durfte heute bei seinen Freunden im Kindergarten nicht mitspielen. Mittags hat er viel geweint, und seit heute Nachmittag hat er schlechte Laune. Wie kann ich ihn gut in den Schlaf begleiten und seinen Tag friedlich abschließen.

1. Mondgruß (S. 88)
2. Wolkenbett und Singen (S. 101 und 113)
3. Meditation für dich (S. 64 oder 130)

Meine siebenjährigen Zwillinge Jonas und Jette sind eigentlich guter Dinge. Allerdings hatten sie heute, obwohl sie sich sonst sehr gut verstehen, dauernd Konkurrenzkämpfe, wer besser, schneller, stärker ist. Wie können sie harmonisch und stressfrei einschlafen?

1. Happy-*sattva*-Reihe als Duo und Trio (S. 56): In deinem Fall sollte heute Abend jeder die gleiche Partner-Asana in unterschiedlichen Positionen erleben dürfen.
2. Wolkenbett (S. 101): Du kannst die Traumreise für zwei Kinder abwandeln, so dass sich die beiden gemeinsam auf die Reise begeben.
3. Meditation für dich (S. 64 oder 130)

DIE HAPPY-SATTVA-ASANAS

*Die Happy-*sattva*-Asanas sind als Reihe konzipiert, in der die Haltungen nacheinander, wie vorgeschlagen, geübt werden sollten. Wie der Name schon sagt, sind sie für ein Kind gedacht, das sich in der* sattva*-Verfassung befindet: Es ist ausgeglichen, fröhlich und guter Dinge.*

Die Reihe enthält einige Klassiker unter den Yogahaltungen. Wenn du je einen Yogakurs besucht hast, wirst du sicherlich die eine oder andere von ihnen kennen. Wenn du sie noch nicht kennst, keine Sorge, sie sind nicht allzu kompliziert.

Die Abfolge der Asanas lässt die Energien des Körpers immer weiter zur Ruhe kommen, vom aufrechten Stand weiter Richtung Boden, ohne viel Auf und Ab. So kannst du zusammen mit deinem Kind am Ende wie von selbst völlig ruhig und entspannt in die Nacht eintauchen. Die Happy-*sattva*-Asanas beginnen mit dem *Namasté*-Flow. ***Namasté*** ist ein bekanntes Sanskritwort aus den indischen Veden. Es ist ein respektvoller Gruß, der in vielen asiatischen Ländern auch heute noch praktiziert wird. Beide Hände werden dabei vor dem Herzen zusammengeführt. »Ehre dir«, »ich verneige mich vor dem Licht in dir«, »ich sehe das Licht in dir«. Gibt es eine schönere Art, mit deinem Kind ins gemeinsame Tun zu starten?

»ICH EHRE DEN PLATZ IN DIR, IN DEM DAS GESAMTE UNIVERSUM RESIDIERT. ICH EHRE DEN PLATZ DES LICHTS, DER LIEBE, DER WAHRHEIT, DES FRIEDENS UND DER WEISHEIT IN DIR. ICH EHRE DEN PLATZ IN DIR, WO, WENN DU DORT BIST UND AUCH ICH DORT BIN, WIR BEIDE NUR NOCH EINS SIND.«

Mahatma Gandhi auf die Frage Albert Einsteins nach der Bedeutung des Namasté.

Während man im *Namasté*-Flow, wie der Name schon sagt, fließend direkt von einer Haltung zur nächsten gleitet, werden die weiteren Asanas der Reihe einige Atemzüge lang statisch gehalten. Erst danach wird die nächste Asana geübt. Ebenfalls statisch. Es gibt aber auch die Möglichkeit, drei ausgewählte Asanas innerhalb der Reihe noch einmal fließend zu verbinden und so oft wie gewünscht zu wiederholen. Diese drei Asanas sind gekennzeichnet (mit dem Wort »Flow«). Man kann »flowen«, muss aber nicht. Ganz nach Belieben.

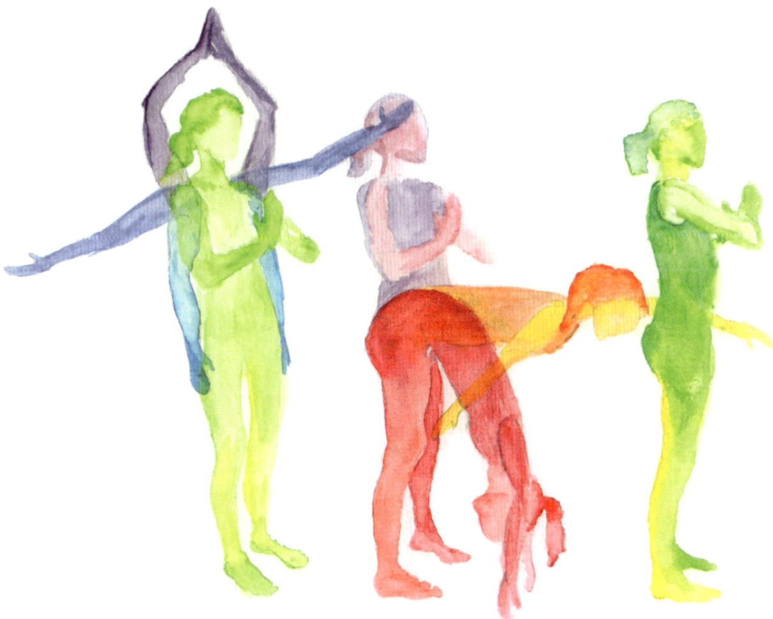

Dynamik oder Statik? Flow oder Verweilen? Mein Rat hierzu: So üben, wie es am meisten Freude bereitet! Ich kenne viele Menschen, die es sehr schätzen, in den Asanas länger unbewegt zu verweilen, um dabei den Körper präzise auszurichten und den Atem in der Haltung gründlich zu entdecken. Erforschen. Spüren. Präsent sein im gegenwärtigen Augenblick, im Körper. Da sein mit dem, was hier und jetzt gerade ist. Das ist ein Rat von niemand Geringerem als Buddha selbst.

Ich kenne aber ebenso viele Menschen, die echte *vinyasa*-Fans sind. Das Sanskritwort ***vinyasa*** besteht aus zwei Teilen, *vi* bedeutet so viel wie »auf eine bestimmte Weise«, *nyasa* heißt »platzieren« oder auch »legen, setzen, stellen«. Es geht darum, auf eine bestimmte Weise, nämlich fließend und in Synchronisation mit dem Atem, von Asana zu Asana zu gleiten und diese Asanas als ununterbrochenen Bewegungsstrom zu erfahren. Ein weicher Flow, in dem keine Asana länger als die andere gehalten, in dem viel Wert auf weich-fließende Übergänge gelegt wird. Und natürlich kann man auch im Flow ganz achtsam jede Bewegung spüren und ganz wach sein beim Erspüren dessen, was jetzt gerade ist. Buddhas Achtsamkeitstipps gelten ja immer und überall!

Die Happy-*sattva*-Asanas sind mit **Affirmationen** versehen. Affirmationen sind Formulierungen, die eine wertschätzende Haltung uns selbst sowie unserer Umgebung gegenüber ausdrücken und positiven Gedanken Raum geben. Sie tragen dazu bei, die Qualität und Wirkungsweise einer Asana zu erschließen. Viele Yogaübende schätzen sie deshalb sehr. Aber Achtung! Die Affirmationen sind Stille-Übungen und nicht zum Vorlesen für dein Kind gedacht. Wenn du jedoch nicht schweigend, sondern im sprachlichen Austausch mit deinem Kind übst, lass dich von den Sätzen, die mit dem Hinweis »für dein Kind« gekennzeichnet sind, inspirieren. Die Sätze sind Vorschläge, die dir dabei helfen, ein Gefühl dafür zu entwickeln, wie die Asanas sprachlich begleitet werden können. Kinder ab drei oder vier Jahren mögen es gern, in das Tier, die Pflanze oder den Gegenstand, dessen Namen die Asana trägt, verwandelt zu werden, beispielsweise:

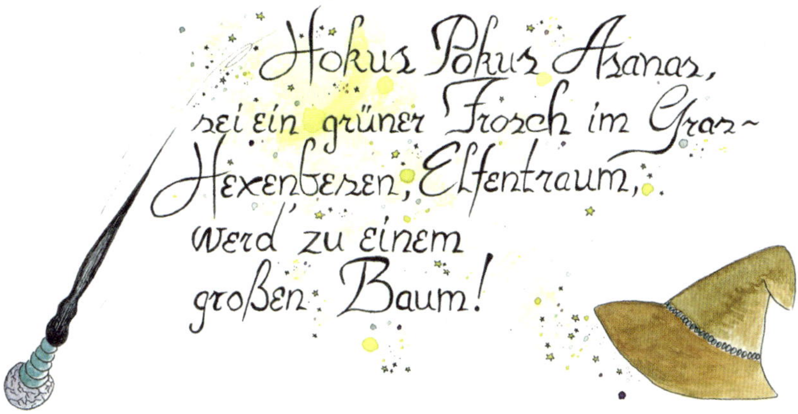
Hokus Pokus Asanas,
sei ein grüner Frosch im Gras-
Hexenbesen, Elfentraum,
werd' zu einem
großen Baum!

Die Kinder dürfen dann beschreiben, wie sie als Tier aussehen, was sie als Tier tun oder was sie aus der Perspektive des Tieres sehen. Kinder ab ungefähr acht Jahren lieben es, neben der deutschen Bezeichnung der Asana auch den Sanskritbegriff zu erlernen und die Haltung, in der sie gerade verweilen, zu benennen. Meistens können sie auch schon differenzierter beschreiben, was sie spüren, beispielsweise ob sie ihren Herzschlag wahrnehmen können oder wie es hinter ihren geschlossenen Augen aussieht. Die folgenden Sätze neben den Asanas sind als Beispiele gedacht, denn wie immer sind auch hier deiner Kreativität keine Grenzen gesetzt.

PRAXIS: DIE HAPPY-SATTVA-ASANAS

Übe die Asanas mit deinem Kind entweder, indem ihr nebeneinander steht oder voreinander, so dass ihr euch anschauen könnt. Zum Aufwärmen übt den *Namasté*-Flow beliebig oft und beliebig schnell.

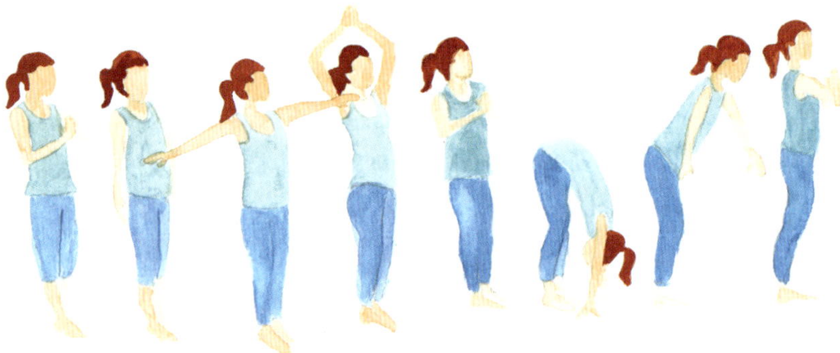

Namasté-Flow

»Ich nehme die stärkende Energie des Himmels in mir auf. Ich verbinde mich mit dem Licht in meinem Herzen. Ich danke Mutter Erde für einen Tag voll Lebendigsein.«

Für dein Kind: »Kannst du mit deinen Armen den Himmel einfangen? Spürst du dein Herz? Kannst du die Erde mit deinen Fingerspitzen berühren?«

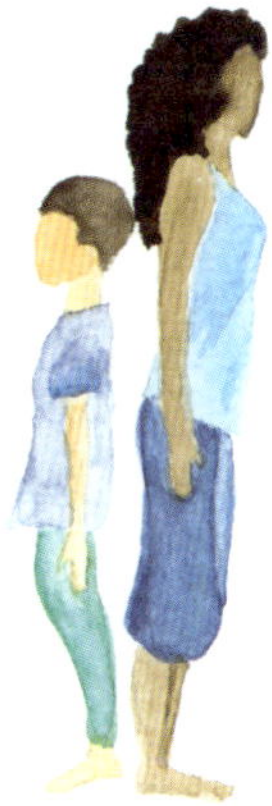

»Ich stehe mit beiden Füßen fest auf der Erde und spüre meine Klarheit.«

Für dein Kind: »Wie sieht dein Berg aus? Gibt es dort noch andere Berge? Ein Bächlein? Welche Tiere wohnen auf deinem Berg?«

Tadasana, Berghaltung

»Ich bin tief verwurzelt und wachse dem Licht entgegen.«

Für dein Kind: »Welcher Baum bist du? Birke, Linde, Pfirsichbaum? Bist du tief verwurzelt? Spüre, wie deine Blätter im Wind tanzen!«

Vrikshasana, Baumhaltung

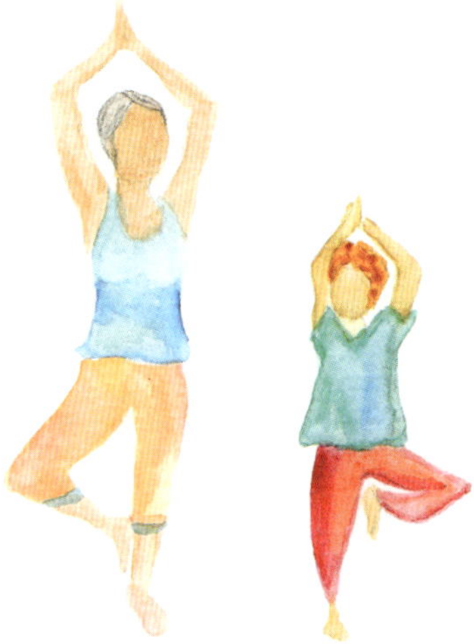

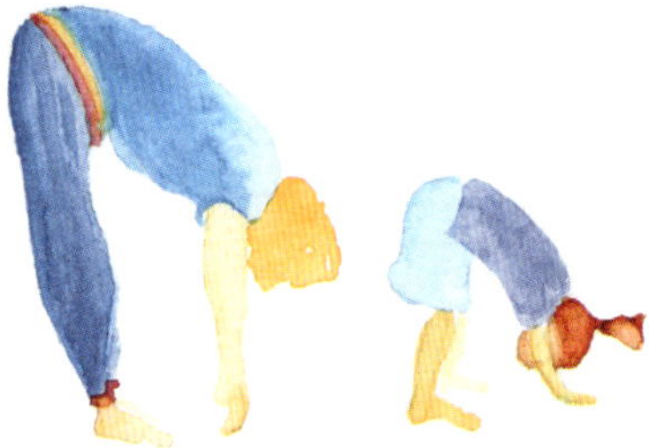

Adho mukha paschimottanasana, stehende Vorwärtsbeuge

»Ich schaue nach innen, ziehe mich in meine Mitte zurück und lasse los.«

Für dein Kind: »Kann deine Nasenspitze die Beine berühren? Lass dich tief zur Erde sinken. Wenn du deine Augen schließt: Was siehst du?«

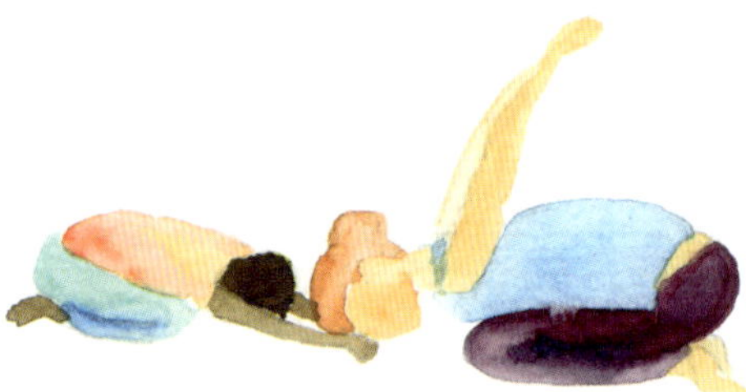

Balasana-Variation, Häschenhaltung

»Ich verneige mich vor dem Wunder, lebendig und auf der Welt zu sein!«

Für dein Kind: »Hast du ein weiches Hasenfell? Bist du braun, schwarz, gefleckt? Wie lang sind deine Hasenohren?«

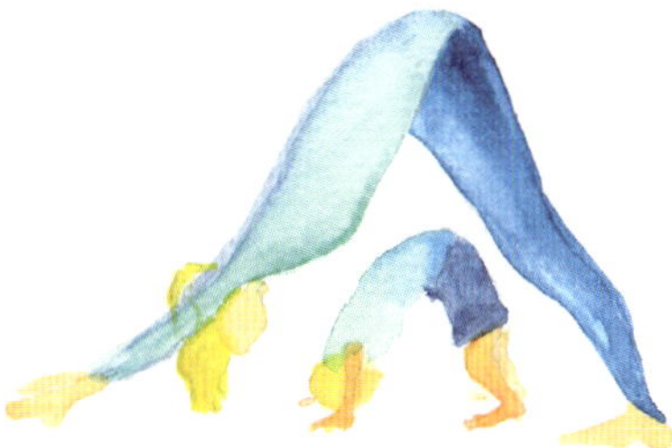

»Ich spüre meine Lebensenergie und meine Lebenskraft.«

Für dein Kind: »Streck dich wie ein Hund, der nach dem Schlafen aufsteht. Gaaanz lang! Läuft dein Hund durch den Wald, übers Feld oder an den Strand?«

(Flow) Adho mukha svanasana,
Hundhaltung

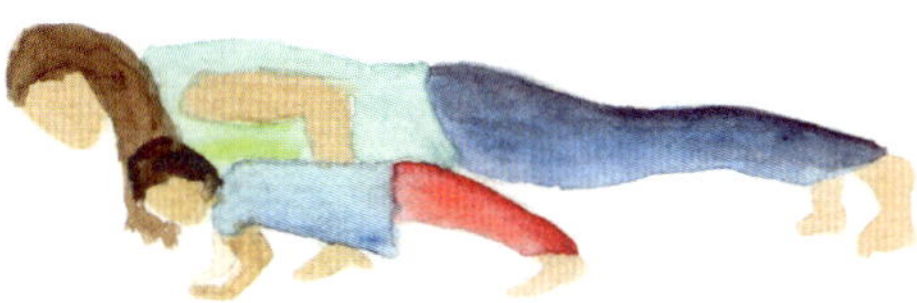

(Flow)
Chaturanga dandasana,
Bretthaltung

»Ich bin klar ausgerichtet und entwickle Stärke.«

Für dein Kind: »Sei unbewegt und gerade wie ein Brett. Wenn ich eine kleine Kugel auf deinen Rücken setze und loslasse, rollt sie hinunter bis zu den Fersen.«

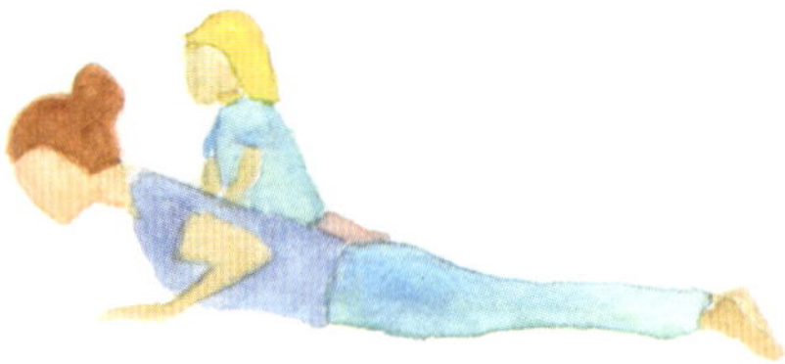

(Flow) Bhujangasana,
Kobrahaltung

»Ich richte mich innerlich auf, öffne mein Herz und verströme Liebe.«

Für dein Kind: »Sei eine Kobra, die erst eingerollt in einem Korb liegt, sich dann langsam aufrichtet und neugierig hochschaut. Kannst du dein Herz dabei spüren?«

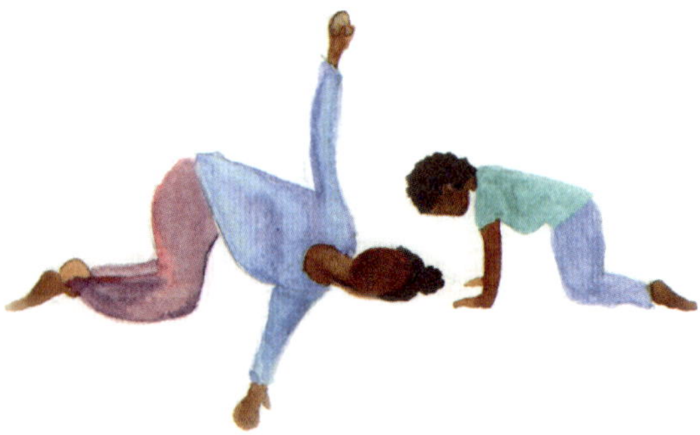

Marjaryasana, Katzenhaltung (hier: Sohn) mit anschließender Seitdrehung des Oberkörpers (hier: Mutter)

»Ich öffne mich für Neues, schaue auch auf die Wunder rechts und links meines Weges.«

Für dein Kind: »Das Kätzchen dehnt und räkelt sich. Schaut nach rechts und schaut nach links. Was sieht das Kätzchen da?«

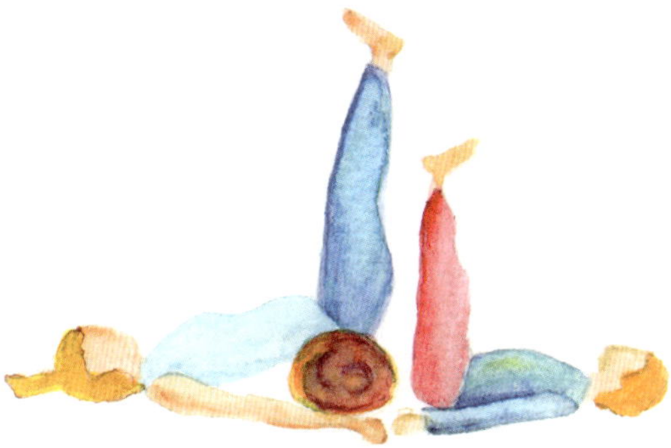

Viparita karani,
umgekehrte Haltung

»Ich spüre meinen Körper aus einer neuen Perspektive. Alles darf so sein, wie es jetzt ist.«

Für dein Kind: »Sieh', wie lang deine Beine sind, wie groß du bist! Wohin werden dich deine Beine überall tragen, auf einen hohen Berg, in den Dschungel, zu einer Safari?«

PRAXIS: DIE HAPPY-SATTVA-ASANAS ALS DUO, TRIO, QUARTETT ODER QUINTETT

Natürlich ist es auch möglich, die Happy-*sattva*-Asanas als Team zu üben. Zum Aufwärmen vor den folgenden Asanas könnt ihr nach Belieben die vorangegangenen Happy-*sattva*-Asanas neben- oder voreinander üben, oder auch nur den *Namasté*-Flow. Wenn ihr keine Aufwärmphase braucht, kann es gleich mit dem »Familienberg« losgehen:

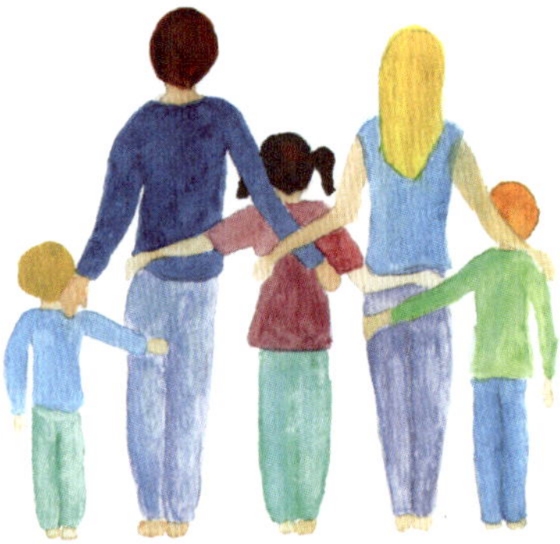

»Wir sind eine geschlossene Bergkette, die allen Wirbelstürmen trotzt.«

Tadasana, Berghaltung

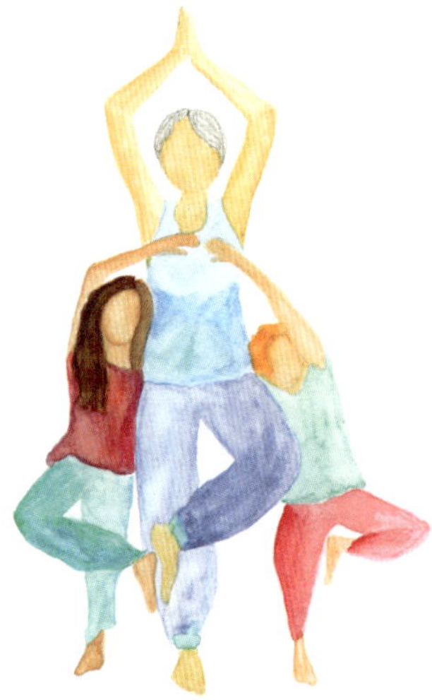

»Unsere Wurzeln und Kronen berühren sich zart. Wir (unter-) stützen uns gegenseitig.«

Vrikshasana, Baumhaltung

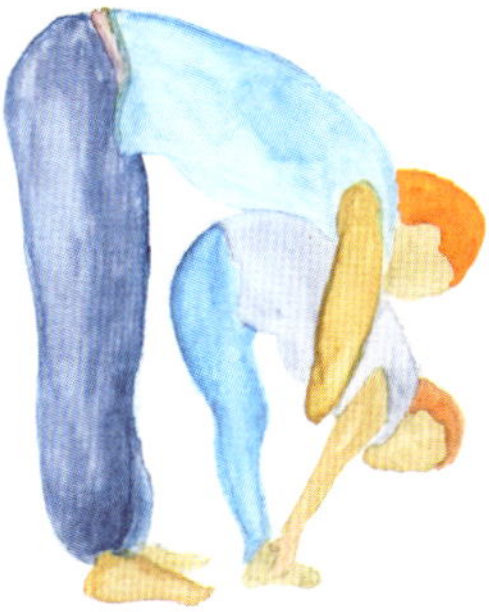

»Wir geben uns Halt.«

Adho mukha paschimottanasana, stehende Vorwärtsbeuge

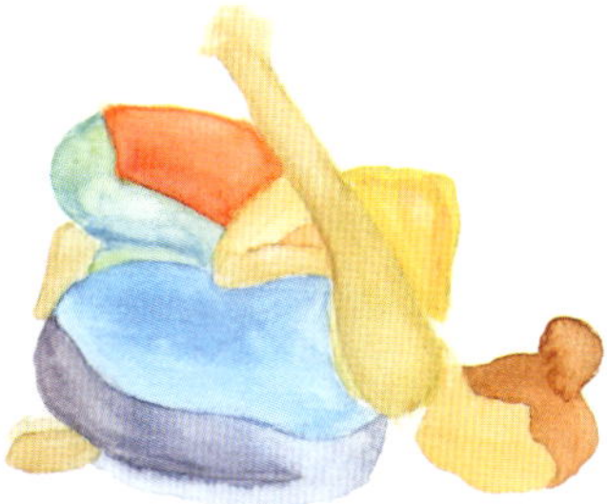

»Wir ziehen uns ganz nach innen zurück und spüren uns zwei als eins.«

Balasana-Variation, Häschenhaltung

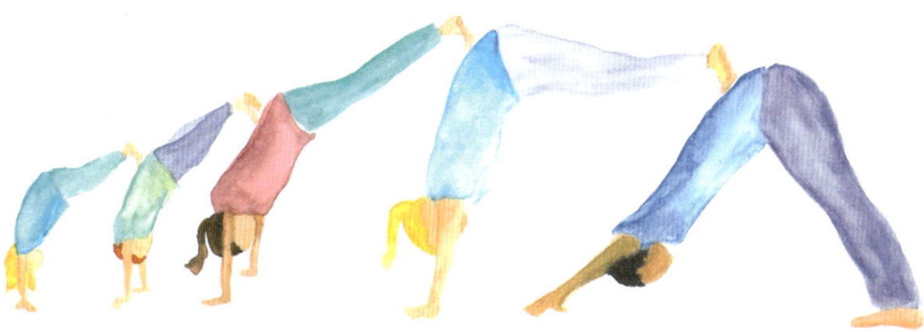

»Manchmal stellen wir gemeinsam unsere Welt auf den Kopf.«

Adho mukha svanasana, Hundhaltung

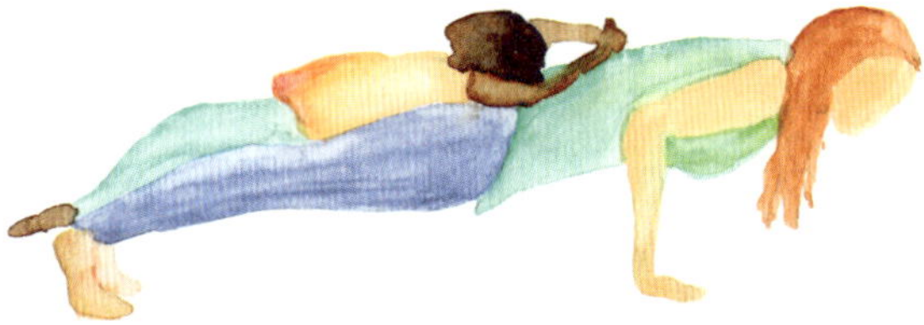

»Wir investieren all unsere Kraft, damit unser Liebstes zu den Sternen blicken kann.«

Chaturanga dandasana,
Bretthaltung (hier: Mutter)

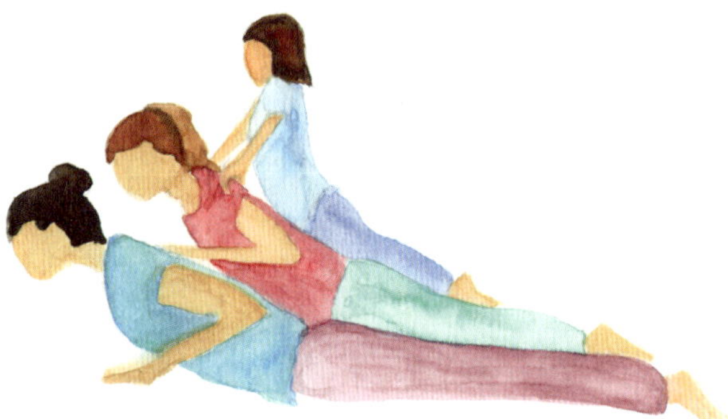

»Sind wir wach für Neues, kann das Kleinste das Größte sein.«

Bhujangasana, Kobrahaltung

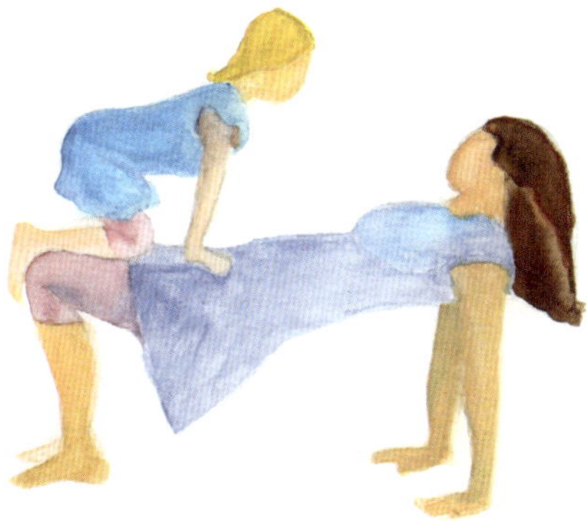

»Mit Mut, etwas Neugier und guter Balance
sehen wir uns ganz neu.«

*Marjaryasana, Katzenhaltung
(hier: Tochter)*

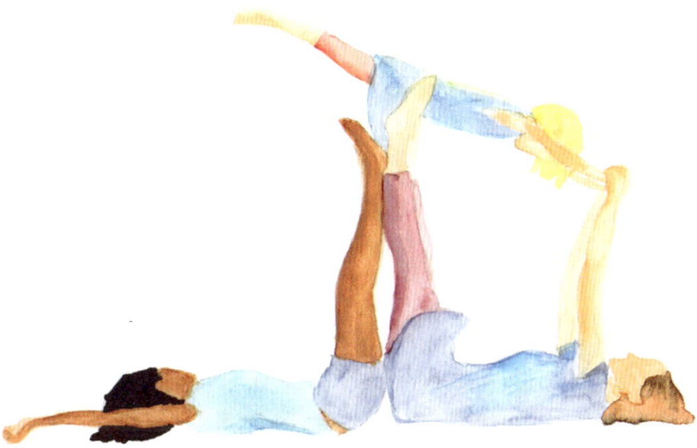

»Wir erden und stützen uns, weil dann Fliegen möglich wird.«

*Viparita karani, umgekehrte Haltung
(hier: große Tochter und Mutter)*

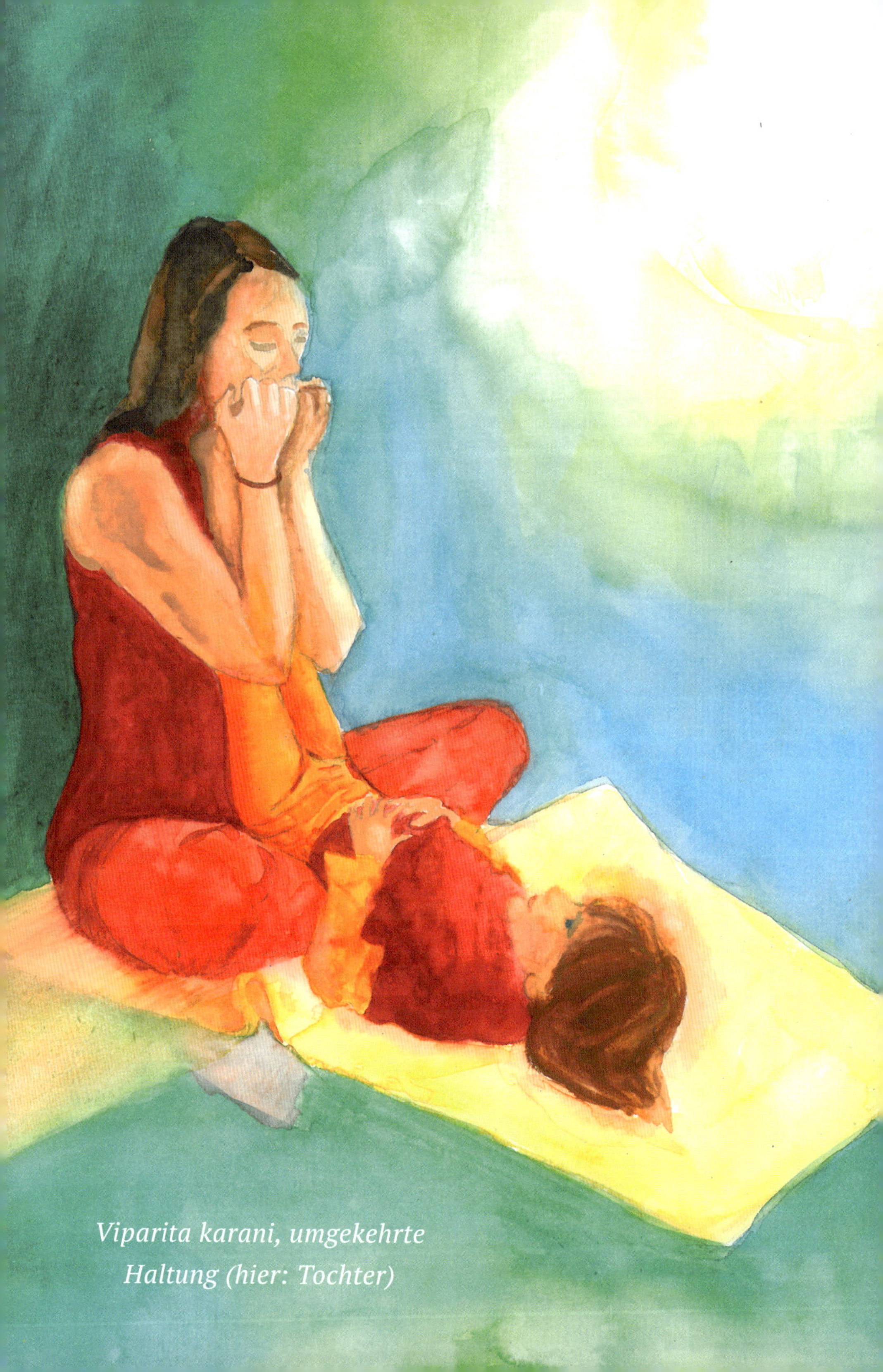

Viparita karani, umgekehrte Haltung (hier: Tochter)

DIE HAPPY-TAMAS- UND HAPPY-RAJAS-ASANAS

Im Anforderungsdschungel des Alltags müssen wir, wenn wir uns nicht verirren, in Schlingpflanzen verheddern oder von Raubtieren gefressen werden wollen, immer mal wieder anhalten, eine neue Perspektive einnehmen, uns umblicken, durchatmen und alles, was um uns herum geschieht, mit etwas Abstand betrachten. Meditation ist das Navi im Dschungel! Was wir als Erwachsene mit Hilfe der Meditation lernen können, ist, unser Kind (möglichst immer) mitfühlend und verstehend zu betrachten. Auch, und gerade dann, wenn wir selbst gestresst sind, wenn es uns nicht gut geht, wenn wir unter Leistungs- und Zeitdruck stehen. Innehalten, atmen und die Reinheit, das Gute des Kindes in uns aufnehmen! Dabei hilft *maitri*.

MAITRI – EINE LEBENSEINSTELLUNG

Mitfühlen, Sich-Einfühlen, im Englischen so stimmungsvoll *compassion* genannt, ist eine wichtige Praxis für uns Erwachsene. Sie wird in Buddhas Lehrrede *»Metta-Sutta«* beschrieben und dort mit der unendlichen Liebe einer Mutter verglichen, die ihr Kind mit ihrem Leben schützt. *Metta* ist ein Pali-Wort und bedeutet so viel wie »liebende Güte«. Auf Sanskrit heißt das Wort ***maitri*** und – das verrate ich dir jetzt ganz unter uns – *maitri* ist mein persönliches Lieblingswort.

Aber nicht als Name, du weißt ja, diese Hunde, die nicht mehr Bello, sondern Shiva heißen … nein, ich würde nicht sagen: »*Maitri,* komm Gassi«. Das geht nicht! *Maitri* taufe ich niemanden. *Maitri* klingt einfach in mir, ein unglaublicher Klang. Er fasziniert mich. Habe ich schon erklärt, was ein **Mantra** ist? Du gähnst nun müde, natürlich weißt du es längst. Das ist gut, denn es ist gar nicht so leicht zu erklären. Ein Mantra muss man spüren. In Kurzform würde ich sagen: Es ist eine Klangschwingung, ein Vers, eine oder mehrere Silben. Viele sagen, ein Mantra sei heilig. *»Amen«* ist ein Mantra, oder *»Kyrie eleison«*. Wenn du es mit einem Mantra zu tun hast, bemerkst du es schnell. Es schwingt in dir. Man kann es singen, summen, sprechen, im Stillen wiederholen. Es kann wie ein Gebet sein, eine Bitte, ein Leitspruch, eine Hilfe zum Handeln im Alltag.

Ein bekanntes buddhistisches Mantra für verstehende Liebe und Mitgefühl heißt *om mani padme hum.* Juwel im Lotus. Der Urklang *om* ist der heiligste aller Klänge, der im Grunde alle Mantras repräsentiert. *Mani* bedeutet Juwel oder Diamant. *Padme* heißt Lotusblume (weißt du ja) und *hum* repräsentiert tiefe Einsicht in das Wesen der Dinge (man könnte auch sagen: Erleuchtung oder Befreiung). Ein großes Mantra auf unserem Weg Richtung Erleuchtung, das *om mani padme hum!*

»WENN DER ACHTSAME GEIST SEINE DIAMANTENE KLARHEIT AUF DAS EMPFINDSAME HERZ RICHTET, FÜHRT DAS ZUR VOLLEN BEFREIUNG.«

Jack Kornfield

Mantras gehören zu heiligen Wesen. *Om mani padme hum* ist das Mantra Avalokiteshvaras. Er steht allen anderen Wesen bei und unterstützt sie darin, ebenfalls Mitgefühl zu kultivieren und tiefe Einsicht zu erlangen. Viele lebende Meister verkörpern dieses Mitgefühl. Einer der bekanntesten ist der Dalai Lama.

»ICH GLAUBE, DASS DIE ÜBUNG VON MITGEFÜHL UND LIEBE – EIN AUFRICHTIGES GEFÜHL FÜR BRUDERSCHAFT UND SCHWESTERNSCHAFT – DIE ALLUMFASSENDE RELIGION IST. ES KOMMT NICHT DARAUF AN, OB SIE BUDDHIST, CHRIST, MOSLEM ODER HINDU SIND ODER OB SIE ÜBERHAUPT EINE RELIGION AUSÜBEN. WORAUF ES ANKOMMT, IST IHR GEFÜHL DER VERBUNDENHEIT MIT DER MENSCHHEIT.«

Dalai Lama

Es kann also bestimmt nicht schaden, wenn unser Eltern-Sein mit all seinen Herausforderungen ab und an von *om mani padme hum* begleitet und unterstützt wird.

Üben wir uns in mitfühlender Liebe, in *compassion*. Zuallererst und sehr wichtig: Uns selbst gegenüber. Gib gut auf dich Acht! Dein Körper schickt dir Signale, wenn du kürzertreten und dich mehr um dich selbst kümmern musst. Es lohnt sich, diese Signale nicht zu ignorieren. Hinschauen! Konsequenzen ziehen! Auch wenn es auf den ersten Blick weh tut, unpassend oder nicht möglich scheint. Es wird gehen.

Für große Veränderungen ist meine Freundin Karolin Spezialistin. Sie begleitet als Hebamme viele Frauen, die durch Schwangerschaft und später Familienzuwachs grundlegende Umwälzungen ihres bisherigen Lebens erfahren. Viele von ihnen versuchen zunächst (ganz menschlich), Altes festzuhalten und trotz des Babys genauso leistungsbereit zu sein wie zuvor, auch beruflich. Oft klappt das nicht. Dann werden sie vom Leben sozusagen gezwungen loszulassen, weil es ihnen selbst oder ihrem Kind durch das Festhalten nicht gut geht. Karos Lieblingsweisheit?

»Wenn sich eine Tür schließt, öffnet sich eine andere!«

Alle Frauen, die loslassen und Neues zulassen, machen positive Erfahrungen. Also: Loslassen lohnt sich auch ... es gibt dafür »Geschenke«! Und wenn diese Geschenke nicht von anderen kommen, dann eben von uns selbst. Wir sollten uns selbst ab und zu einfach mal ein Lächeln schenken und gute Wünsche. Wünsche hinsichtlich unserer Gesundheit, unseres Lebensglücks, unserer Sicherheit und der Leichtigkeit, mit der wir auf unserem Lebensweg voranschreiten. Diese Praxis ist als *metta*-Meditation bekannt.

Metta-Meditationsanleitung

Setz' dich an einen Ort, an dem du für ein paar Minuten ganz ungestört sein kannst. Richte deine Wirbelsäule auf, spüre deinen Atem fließen und entspanne zuerst die Füße, dann die Beine, die Hände, die Arme, dein Gesicht. Wenn du bereit bist, sage dir selbst folgenden Satz: »Möge ich von Mitgefühl erfüllt und getragen sein.« Sei eine Zeit lang still und bewege diesen Satz innerlich. Dann spüre nochmals deinen Atemfluss und entspanne deinen Körper. Verfahre weiter so mit den folgenden Sätzen, nimm dir für jeden genug Zeit.
»Möge ich vor inneren und äußeren Gefahren in Sicherheit sein.«
»Möge ich körperlich und geistig gesund sein.«
»Möge ich unbeschwert und glücklich sein.«

> MAY I BE FILLED WITH LOVING KINDNESS. MAY I BE SAFE FROM INNER AND OUTER DANGERS. MAY I BE WELL IN BODY AND MIND. MAY I BE AT EASE AND HAPPY.
>
> *Jack Kornfield*

Hört sich egoistisch an? Vielleicht. Doch *metta*-Meditation ist alles andere als egoistisch. Wir müssen nur endlich lernen, uns gut um uns selbst zu kümmern. Wenn es uns selbst nicht gut geht, ist es nicht möglich, liebend und verstehend auf unsere Mitmenschen zu sehen und offen auf sie zuzugehen. Woher sollen wir dann die Kraft dazu nehmen?

Doch wenn wir in unserer Kraft stehen, können wir unser Mitgefühl ausdehnen und andere Menschen mitnehmen:

- unsere Liebsten,
- unsere Freunde,
- unsere Verwandten (auch Onkel Theo!),
- unsere Nachbarn (alle Nachbarn! ... auch diejenigen, die sich darüber beschweren, dass die Frösche in unserem kleinen Gartenteich zu laut quaken),
- unsere Kolleginnen und Kollegen, vor allem diejenigen, die dem Chef immer die Tasche tragen ... und, wenn wir weiter üben,
- Menschen, die wir gar nicht genau kennen, vielleicht die Verkäuferin in der Bäckerei, an der wir manchmal vorbeikommen, und schließlich
- Menschen, die in uns aufgrund vergangener Erlebnisse oder ihres momentanen Verhaltens eher Wut, Enttäuschung und Ärger aufkeimen lassen.

Am Ende der Meditation steht (m)eine große Herzensangelegenheit:

»Mögen alle Wesen in allen Himmelsrichtungen
und in allen Welten glücklich und frei sein!«

Lokah samastah sukhino bhavantu

Doch Vorsicht! *Lokah samastah sukhino bhavantu* ist nicht als »frommer Wunsch« zu verstehen, der sich schon irgendwie, irgendwann, erfüllen wird, wenn man ihn nur ausspricht oder einfach an ihn glaubt. Dieser Herzenswunsch liegt allein in unserer Verantwortung. Wir müssen selbst aktiv werden und durch unser eigenes Verhalten und unsere Meditationspraxis, die dieses Verhalten nährt, dazu breitragen, Freude und Glück in die Welt zu bringen.

Während der *metta*-Meditation ist die Menschengruppe, die in uns Wut, Ärger und Enttäuschung aufkeimen lässt, wohl die größte Hürde. Das fühlst du wahrscheinlich sofort. Enge im Herzen, Widerstand. Man kann sich da aber ruhig etwas Zeit lassen und wochen- oder monatelang »nur« die anderen »*maitri*-Ebenen« bewegen, bis man sich weiter vorwagt.

Wut und Ärger bewusst zu erleben, dennoch loszulassen und dann gute Wünsche zu versenden, ist eine transformierende Praxis, die uns auf Dauer ziemlich viel Ruhe und Freude schenkt. Warum? Weil wir immer dann, wenn wir vergeben, nicht mehr in den negativen Gefühlen verheddert sind. Dadurch entsteht Raum. Raum für Freude, Raum für uns. Das kann man durch konsequentes Üben am eigenen Leib erfahren. Wirklich.

WENN WIR BEMERKEN, DASS JEMAND HINTER UNSEREM RÜCKEN SCHLECHT VON UNS SPRICHT UND DARAUF MIT VERLETZTEN GEFÜHLEN REAGIEREN UND UNS ZUM ZORN HINREISSEN LASSEN, ZERSTÖREN WIR DAMIT UNSEREN INNEREN SEELENFRIEDEN. WIR SOLLTEN SOLCHE VORKOMMNISSE NEHMEN WIE EINEN WINDHAUCH, DER AN UNS VORÜBERSTREIFT; MIT ANDEREN WORTEN: WIR SOLLTEN IHNEN NICHT ZUVIEL BEDEUTUNG BEIMESSEN. OB WIR LEIDEN ODER NICHT, BERUHT ZU EINEM GROSSEN TEIL DARAUF, WIE WIR AUF EINE GEGEBENE SITUATION REAGIEREN.

Dalai Lama

Doch im Moment, jetzt und hier, ist *maitri* noch völlig einfach: Es geht ja ums Mitfühlen mit deinem Kind. *No big deal!*

Also los zu den Happy-*rajas*- und Happy-*tamas*-Asanas. Wenn ein Kind in ausgeprägter *rajas*- oder *tamas*-Stimmung ist, wird eine vorgegebene Asana-Reihe, wie die Happy-*sattva*-Asanas, nur eines hervorrufen: Widerstand! Oder hast du schon einmal versucht, eine vierjährige Mischung aus Flummi und Tornado einzufangen und in eine statische Yogahaltung zu stecken? Zugegeben: Ich schon (wir alle machen doch Fehler im Leben ...), einmal – nie wieder! Hast du schon einmal versucht, einen »ich-bin-sooo-fertig-Teenie« im »chill-out-Modus« mit einem an den Daumen festgeklebten Smartphone von der Couch hochzuziehen? Das ist lebensgefährlich! Hier braucht es eine gute Portion *maitri* und Fingerspitzengefühl, dann aber eröffnen sich Welten!

PRAXIS: DIE HAPPY-RAJAS-ASANAS

Was braucht ein Kind, das zerstreut und mit seiner Aufmerksamkeit überall und nirgendwo ist? Das ein großes, übersprudelndes Mitteilungsbedürfnis hat und dabei »von Höcksken auf Stöcksken« kommt (wie die Westfälin sagen würde).

Was hilft einem Kind, das nicht eine Sekunde ruhig sitzen kann, das zappelig und kribbelig noch weit von süßen Träumen entfernt ist?

ENERGIE RAUSLASSEN

Eine Kissenschlacht ist immer willkommen! Alternativ zur Kissenschlacht hilft es auch, Schuhe und Jacke anzuziehen, um dann gemeinsam um den Block zu rennen. Für alle, die lieber drinnen bleiben, heißt die Alternative: Fenster auf und gemeinsam hüpfen, und zwar gaaanz hoch nach oben, Arme dabei zum Himmel und tief landen bis in die Hocke. Natürlich kann man stattdessen auch Hand in Hand schnell die Treppen hoch und wieder runter laufen; dabei laut aber schön singen.

Ein Kind in *rajas*-Verfassung muss sich zuallererst körperlich ausdrücken und die überschäumende Energie rauslassen dürfen. Dabei kannst du dein Kind begleiten und dafür sorgen, dass es sich richtig auspowert ohne sich zu verletzen.

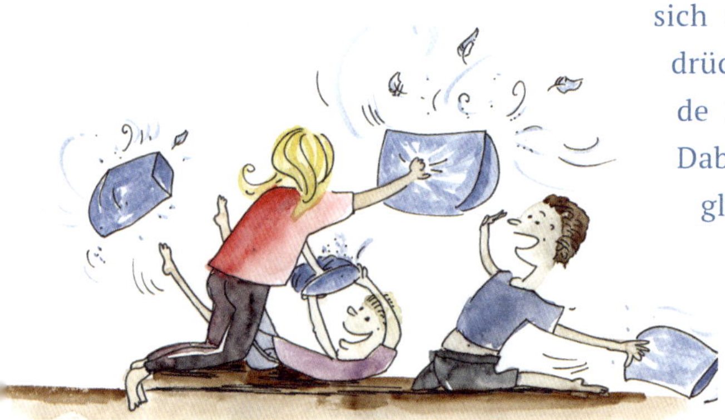

ENERGIE KANALISIEREN

Danach gilt es, die vorhandenen Energien zu kanalisieren, das bedeutet, sie für zielgerichtete körperliche Bewegungen zu nutzen. Mit Asanas, die Kraft und Gleichgewicht trainieren, ist dies besonders gut möglich.

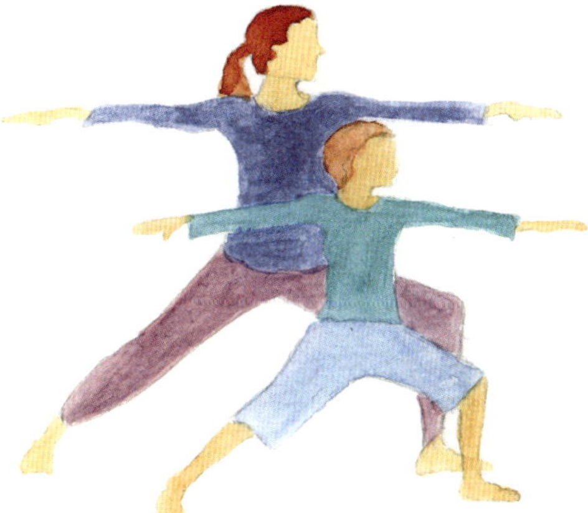

Virabhadrasana II, Kriegerhaltung 2

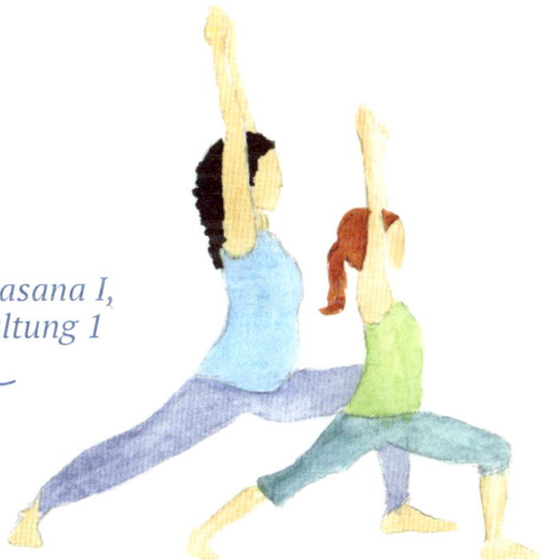

Virabhadrasana I, Kriegerhaltung 1

Virabhadrasana III, Kriegerhaltung 3

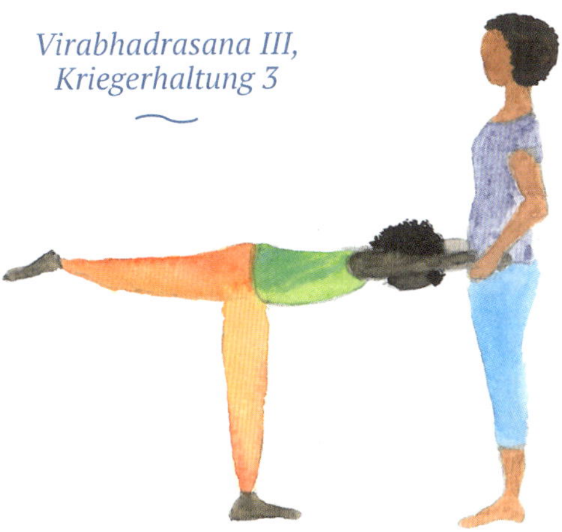

Beim Üben der Kriegerhaltungen kann dein Kind körperliche Herausforderungen meistern und sich als erfolgreich und stark erleben. Der Gleichgewichtssinn wird angeregt, sodass dein Kind mit der Zeit immer mehr in die eigene Mitte finden und dadurch langsam ganz von selbst zur Ruhe kommen wird.

KRIEGER DES LICHTS

»DENN IN JEDEM VON UNS STECKT DIESER KRIEGER, DESSEN MUT IST WIE EIN SCHWERT, DOCH DIE GRÖSSTE WAFFE IST SEIN HERZ.«

Silbermond

ENERGIEFLUSS UMKEHREN

Eine Alternative oder Ergänzung zu den Kriegerpositionen ist die »Hundhaltung«. Sie ist eine herausfordernde Streckung, die als Umkehrhaltung dem Energiesystem des Körpers frische Impulse gibt, ein energetischer Neustart sozusagen. Die Wirkung der Umkehrhaltung wird verstärkt, wenn dein Kind sich traut, mit deiner Unterstützung in den Handstand zu kommen. Handstand = Selbstbewusstseinsschub. Mut tut gut! Klare Formel, oder?

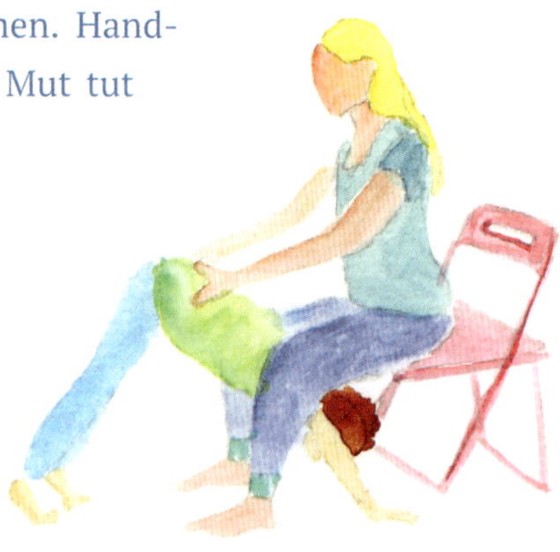

Adho mukha svanasana, Hundhaltung

und/vielleicht

Adho mukha vrikshasana, Handstand (umgekehrte Baumhaltung)

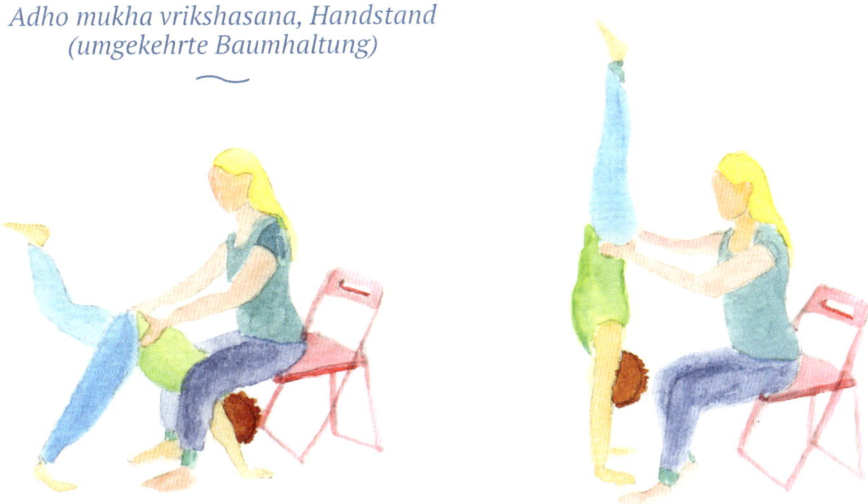

ENERGIE HERUNTERFAHREN

Nach der »Hundhaltung« oder dem Handstand darf sich dein Kind ganz klein auf dem Boden einrollen. Der Kontakt seiner Stirn mit dem Boden wird dabei helfen, die Körperenergien zur Ruhe kommen zu lassen. Jetzt kannst du den Rücken deines Kindes massieren, erst kraftvoll und dann immer weicher und ruhiger oder natürlich auf die Art, wie dein Kind es am liebsten mag.

Balasana, Stellung des Kindes

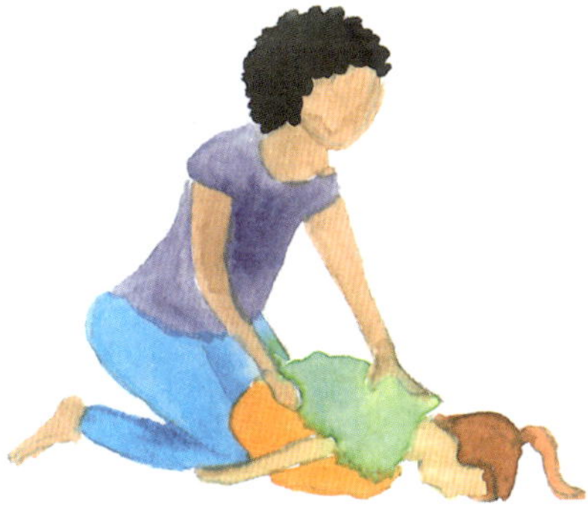

PRAXIS: DIE HAPPY-TAMAS-ASANAS

Was braucht ein Kind, das erschöpft ist, müde und vielleicht auch traurig nach einem viel zu anstrengenden Tag? Was hilft einem Kind, das träge und antriebslos ist, dem alles zu viel scheint, auch das gemeinsame Yogaritual am Abend?

VERSTANDEN WERDEN

Ein Kind in *tamas*-Verfassung braucht mitfühlendes Verständnis, wenn es nichts tun mag und auch schweigen möchte. Es muss rein gar nichts tun! Es muss nirgendwo hingehen. Es muss keinerlei Erwartungen erfüllen. Es darf so sein, wie es ist.

DEN EIGENEN KÖRPER SPÜREN

Meistens ist jedoch eine Fußmassage willkommen. Dazu darf sich dein Kind lang ausgestreckt auf den Boden legen und spüren, wie es verlässlich von Mutter Erde getragen wird.

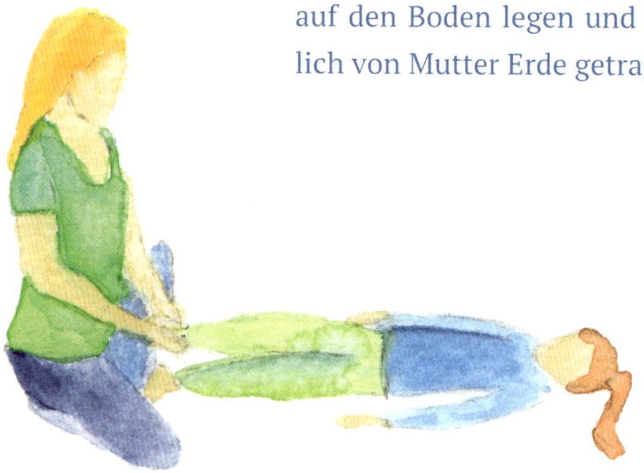

Shavasana, Rückenlage

Umfasse dann beide Füße mit deinen Händen und spüre, ob sie warm oder kalt sind. Kalte Füße kannst du mit beiden Händen reiben, damit sie wärmer werden. Manche Kinder mögen es auch, wenn du beide Hände um einen Fuß legst, so dass der Fuß ganz von deinen Händen eingehüllt wird und in einer Höhle verschwindet. Dort wo deine Daumen sind, lässt du eine kleine Öffnung und pustest deinen warmen Atem in die »Fuß-Höhle«. Sind die Füße warm, massiere intuitiv weiter: Zehen zupfen, Zehenballen drücken und kreisen, den ganzen Fuß sanft kneten und natürlich den anderen Fuß nicht vergessen!

Eine Fußmassage aktiviert die Körperenergien. Durch die Spür-Impulse wird dein Kind immer mehr in Kontakt mit seinem Körper kommen. Auch deine Hände wird es mit der Zeit bewusster wahrnehmen. Dank deiner liebevollen Zuwendung kann sich dein Kind ein Stück weit wieder nach außen öffnen und dort Berührungen, Wärme, Verlässlichkeit und Hülle erfahren.

Diese Art des Zusammenseins kann für ein Kind in *tamas*-Verfassung bereits so passend sein, dass keine weiteren der unten vorgeschlagenen Haltungen zusätzlich ausprobiert werden müssen.

DIE WAHRNEHMUNG AUSDEHNEN UND DAS HERZ ÖFFNEN

Wenn dein Kind durch die Massage bereit für weitere Impulse ist, mag es vielleicht auch die Arme weit zur Seite öffnen. Du kannst die Massage dann erweitern und die Arme von den Schultern her ausstreichen über die Ellenbogen, zu den Händen bis zu den Fingerspitzen. So wird dein Kind seine Wahrnehmung weiter ausdehnen. Wie nebenbei öffnet sich sein Brustraum durch die zur Seite ausgestreckten Arme. Der Atem fließt freier und tiefer, frische Energie durchdringt den Körper, der Herzraum wird spürbar. Vielleicht mögt ihr gemeinsam dem Herzrhythmus lauschen? Spürt Ausdehnung, Weite, Herzlicht, Liebe.

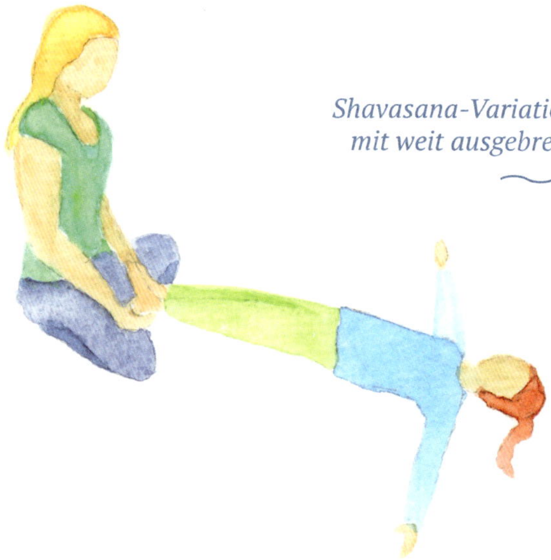

Shavasana-Variation, Rückenlage mit weit ausgebreiteten Armen

SICH BEWEGEN LASSEN UND NEUE PERSPEKTIVEN EINNEHMEN

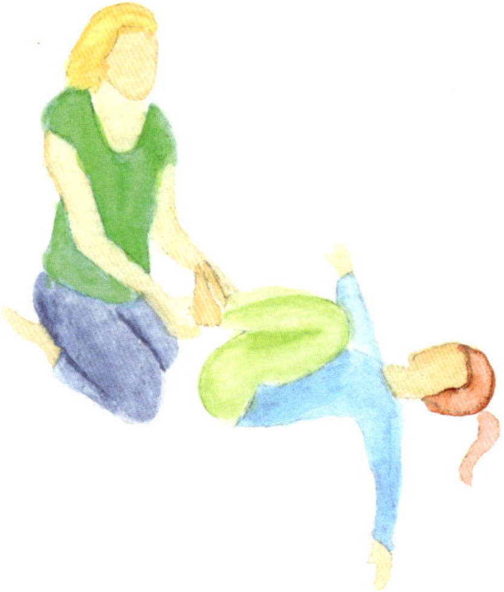

Pavanmuktasana, windlösende Haltung

Manche Kinder in *tamas*-Verfassung mögen es, wenn sie zart bewegt werden. Sanft kannst du die Knie deines Kindes beugen, so dass seine Oberschenkel den Bauch berühren. Dies ist eine Haltung, die die Verdauung und den Lymphfluss anregt sowie körperliche Stoffwechselprozesse aktiviert. Wo ein strömendes Fließen ist, kann *tamas* nicht länger sein.

Wenn dein Kind für eine sanfte Drehung der Wirbelsäule bereit ist, bewege die gebeugten Beine langsam zu einer Seite. Streiche von der Hüfte her den obenliegenden Oberschenkel entlang über Knie und Unterschenkel bis zum Fuß und wieder zurück. Beide Schultern deines Kindes bleiben dabei entspannt am Boden. Bitte nicht vergessen, die Beine auch zur anderen Seite zu bewegen und dort entsprechend auszustreichen.

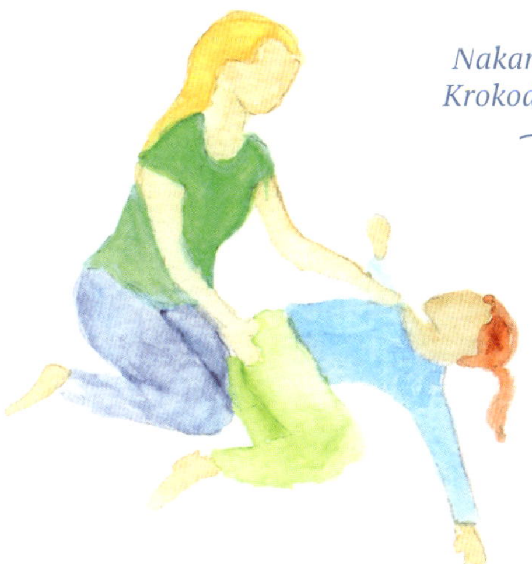

Nakara asana, Krokodilhaltung

Ohne körperliche Anstrengung erfährt dein Kind durch die Seitwärts-Drehung, dass ein Perspektivenwechsel jederzeit möglich ist. Es kann sich dazu entscheiden, die Dinge rechts und links seines Weges aufmerksam zu betrachten und sich neuen Erfahrungen gegenüber zu öffnen.

SICH AUFRICHTEN UND STABILISIERT WERDEN

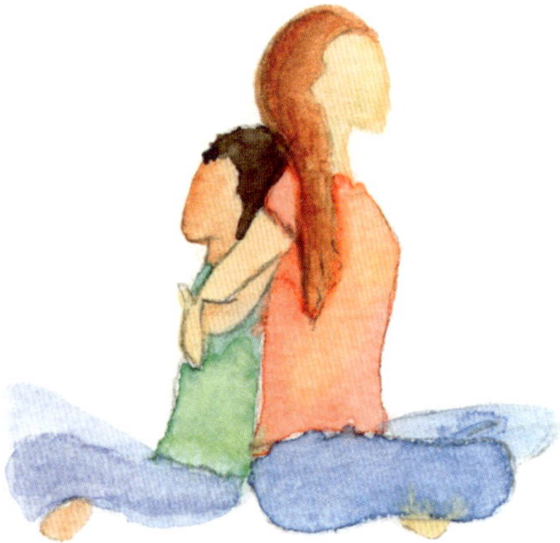

Sukhasana,
glückliche Haltung
(Schneidersitz)

Ein Kind in *tamas*-Stimmung, das nicht zu müde zum Sitzen ist, mag vielleicht zwei Asanas in einer sitzenden Haltung üben. Wichtig ist hier weiterhin der enge Körperkontakt zu dir. Schenke deinem Kind deine ganze liebevolle Aufmerksamkeit und (unter)stütze es.

In *sukhasana* wird die Wirbelsäule ganz aufrecht gehalten, sodass die Energie zwischen Becken und Kopf frei fließen kann. Dadurch entsteht ein Gefühl der Leichtigkeit, alles wird freudvoller. Sicherlich heißt *sukhasana* deshalb übersetzt »glückliche Haltung«. Alles, was in der *tamas*-Stimmung schwer, dumpf und versackt ist, kommt nun in den Fluss und in die Aufrechte. Rücken an Rücken zu sitzen ermöglicht interessante Wahrnehmungen, zum Beispiel die Wärme des anderen, das wechselseitige Stützen, die verschiedenen Atemrhythmen. Auch Körpergrenzen können erfühlt werden: Wo bin ich, wo bist du, wo treffen wir uns?

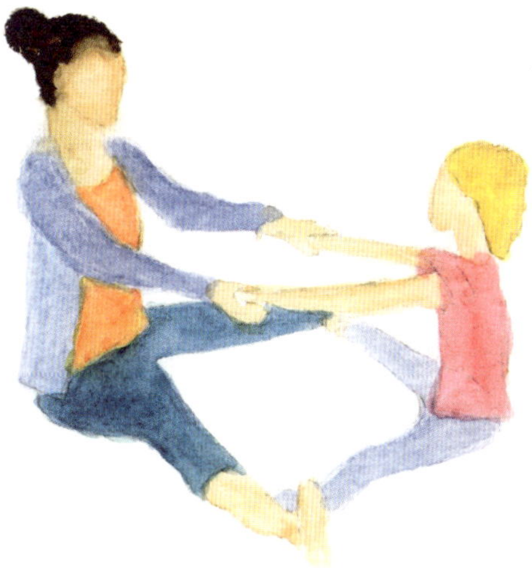

Konasana, Winkel-Haltung

Setzt euch einander gegenüber, die gestreckten Beine sind seitlich geöffnet, eure Füße oder Beine berühren sich. Wenn ihr euch dann die Hände reicht und direkt anschaut, entsteht Begegnung. Herz-zu-Herz-Begegnung. Ganz natürlich wird Kommunikation möglich, ein Lächeln und vielleicht auch ein Spiel, in dem beide abwechselnd sanft von vorn nach hinten schaukeln. Beugst du dich vor, lehnt sich dein Kind zurück, lehnt sich dein Kind zurück, beugst du dich vor. Alles beginnt zu fließen, Kommunikation, Leichtigkeit und Freude entstehen. *Goodbye, tamas!*

DIE YOGAGESCHICHTE

Wie gut, dass es Yogageschichten gibt! Vor ein paar Jahren hat mir eine Yogageschichte ganz schön aus der Patsche geholfen, und zwar auf einer Kindergeburtstagsfeier bei uns zu Hause. Als erfahrene Mutter sieht man Kindergeburtstagsfeiern irgendwann gelassen und zuversichtlich entgegen. Von den Muffins mit bunten Streuseln bis zu den Nudeln mit Tomatensauce und alternativ Käsesauce ist alles Routine. Die Bio-Lollis liegen fürs Topfschlagen bereit, die Katzenfutterdosen sind fürs Dosenwerfen blankpoliert, Säcke zum Sackhüpfen griffbereit und noch ein paar andere Spielideen im Repertoire. Viele schöne Geburtstage haben wir gefeiert, bei denen die Kinder aber gar nicht nach Spielideen verlangt haben, bei denen sie wie von selbst ins freie Spiel gefunden und harmonisch stundenlang gespielt haben. Wir Eltern waren nahezu überflüssig, von der kulinarischen Versorgung mal abgesehen. Wunderschöne Kinderfeste!

Aber dann war da dieser eine Geburtstag, bei dem ich gelernt habe, dass man immer einen Plan B braucht. Immer! Einen Notfallplan, wenn nichts mehr geht. Meine Vorstellung (durchaus auf Erfahrung gegründet, also nicht so naiv, wie sie sich jetzt vielleicht liest) war: Die Kinder kommen so langsam nacheinander eingetrudelt, man wartet geduldig bis alle da sind, dann geht es ans gemeinsame Geschenkeauspacken, Kuchenessen, Spiele … Die Gäste hatten aber einen anderen Plan. Es war gerade mal die Hälfte der Kinder angekommen, zwei Minuten nach drei, da war das Chaos perfekt: Charlotte und Christin hüpften wild quiekend auf unserer (neuen) Wohnzimmercouch Trampolin, Alexander war ganz oben auf den Wohnzimmerschrank geklettert und wedelte heftig Staub auf (wer putzt schon regelmäßig auf dem über zwei Meter hohen Wohnzimmerschrank?), Jakob und Lars rauften dazwischen auf dem Boden … rauften ist untertrieben, es hätte schon auch ein ausgekugelter Arm oder eine gebrochene Nase dabei herauskommen können, ganz zu schweigen von dem, was ich mir ausmalen konnte, sollten Charlotte und Christin vom »Trampolin« nach unten springen und irgendwo auf den beiden landen. Das Geburtstagskind, kann man sich ja denken, tobte lauthals und begeistert dazwischen. Taub für meine Ermahnungen und Bitten ging das eine ganze Weile so, während mein Mann die anderen Kinder begrüßte, die sich verschüchtert erst gar nicht trauten, das Wohnzimmer zu betreten. Ich hoffte, dass mein Mann beim Smalltalk mit den Eltern so laut sprach, dass niemand merkte, dass einen Raum weiter die Situation schon völlig außer Kontrolle war.

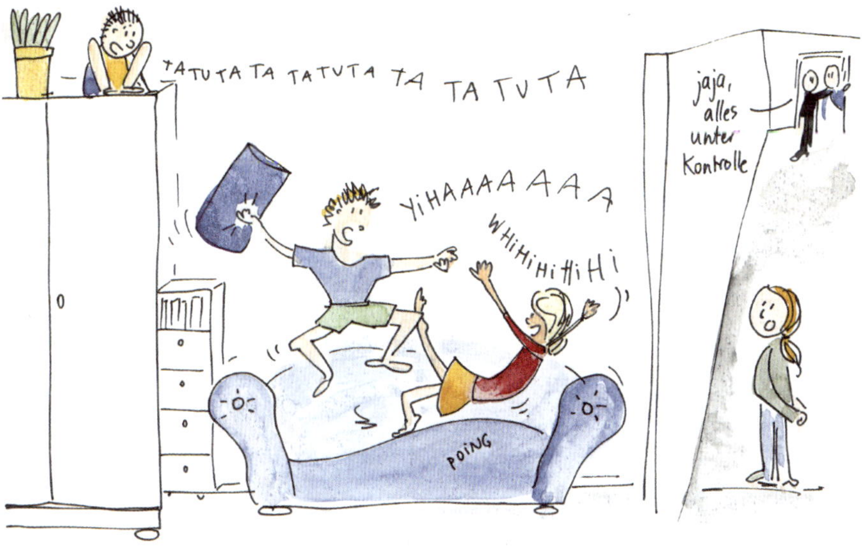

Doch dann plötzlich: Einatmen, ausatmen. Ein Geistesblitz. Ich setzte mich einfach schweigend in den Raum und schlug meine Klangschale an. Nein, ehrlich gesagt, und das hatte ich meiner Klangschale vorher noch nie zugemutet, hämmerte ich ziemlich laut auf sie ein. Aber es half, denn binnen kurzer Zeit waren alle, der verstaubte Alexander sowie die verschreckten Neuankömmlinge, vom Klang der Schale und der damit eingeleiteten Yogageschichte in den Bann gezogen und machten eifrig mit. Gerettet! Glück gehabt.

DER SEHNSÜCHTIGE BAUM – EINE YOGAGESCHICHTE

»Der sehnsüchtige Baum« ist so eine Yogageschichte, aber nicht die vom Kindergeburtstag, die wäre zu kraftvoll so kurz vorm Schlafengehen.

Die Geschichte ist in einem Kinderyogakurs entstanden. Die Kids liebten es, Yogageschichten zu hören und waren konzentriert bei der Sache, um nicht ein Wort zu verpassen, das vielleicht eine Asana hätte sein können. Kaum das Wort »Baum« ausgesprochen und: Schwupp – standen sie alle erwartungsvoll in *vrikshasana,* bis sie ein nächstes Wort hörten, das sie als Asana entlarven konnten. Doch, schwupp haben sie im Handumdrehen auch mal neue Asanas erfunden, die ich selbst in der Geschichte »vergessen« hatte. Gängig sind sie nicht, Haltungen wie die lächelnde Trauerweide oder der riesige Elefantenzwerg, aber witzig allemal! Wie im wirklichen Leben sind bei allen Yogageschichten der Spontaneität keine Grenzen gesetzt.

Die in der Geschichte **fett und blau** gedruckten Wörter sind die Asanas, die dein Kind allein oder ihr beide während des Lesens einnehmen könnt. Sie werden so lange gehalten, bis die nächste **Asana** beim Weiterlesen in der Geschichte auftaucht. Ehrlich, das geht! Man kann gleichzeitig weiterlesen und die Vogelhaltung üben. Ist ein prima Training, deine Yogalehrerin wird deinen immensen Fortschritt auch in puncto Gleichgewicht bald bemerken.

LEGENDE

Baum – *vrikshasana*

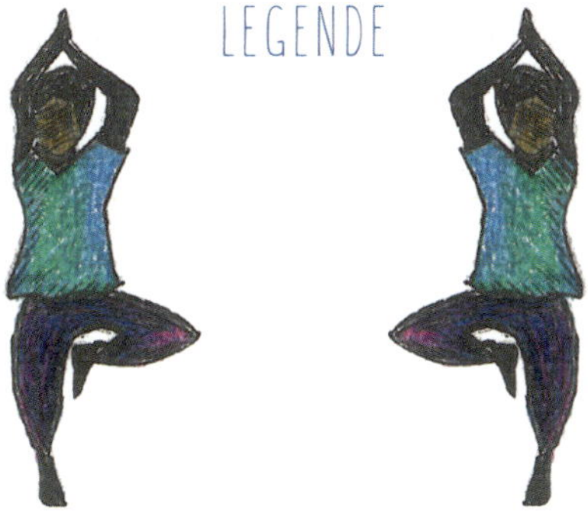

Sonne – *tadasana-Variation*

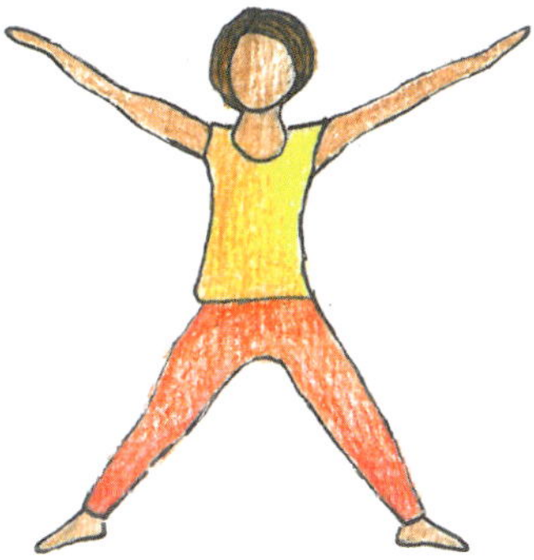

Vogel – *virabhadrasana-III-Variation*

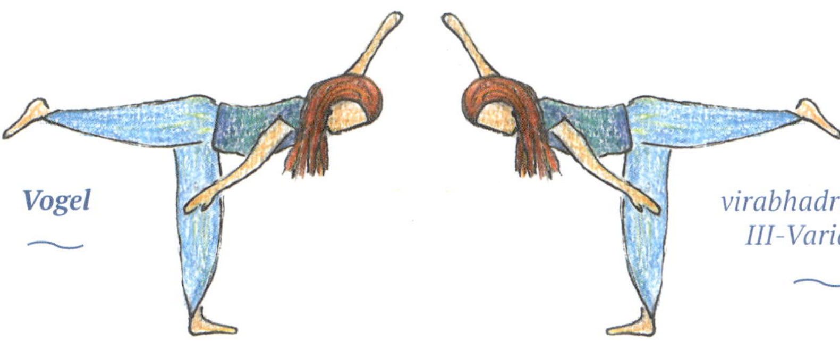

Katze – *marjaryasana*

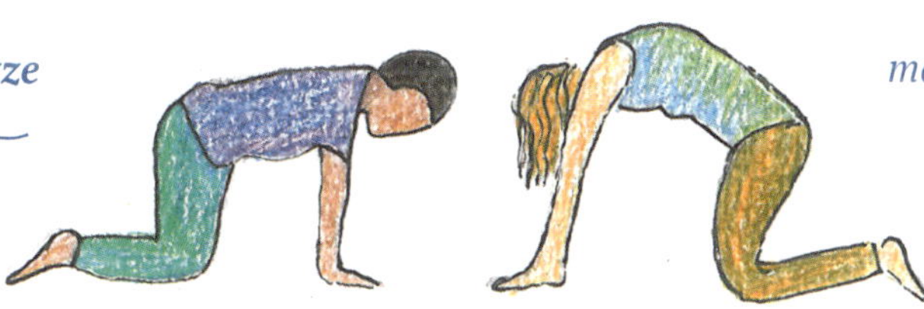

Hase *balasana-Variation*

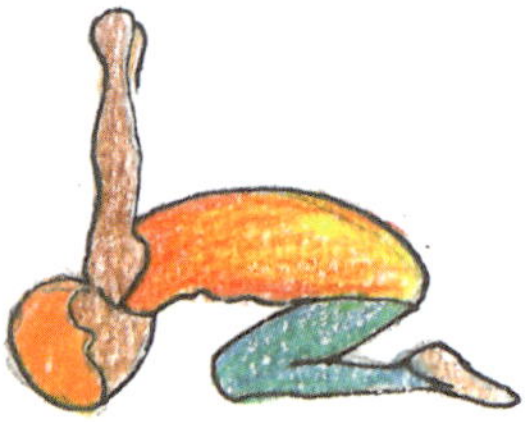

Frosch *tiefe Hocke*

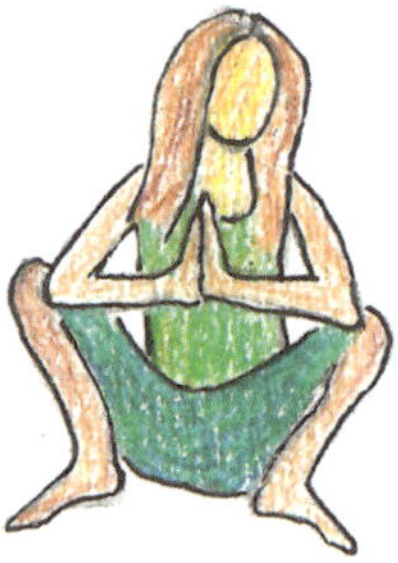

Hund *adho mukha svanasana*

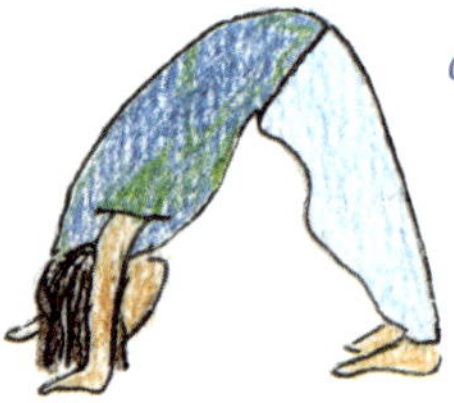

Lotus *padmasana*

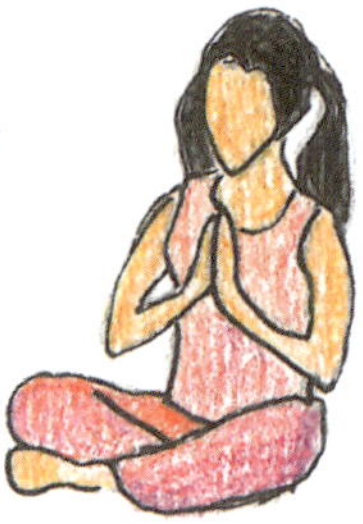

Brücke

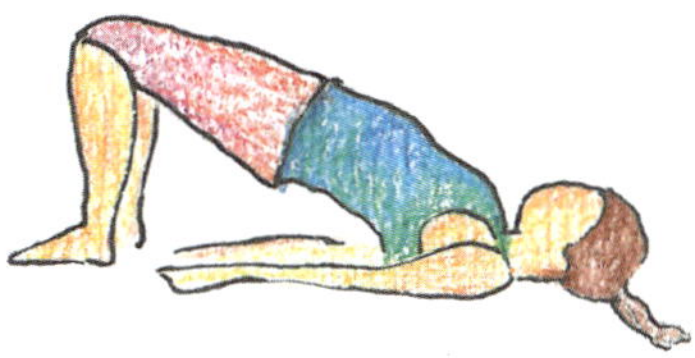

setu bandha sarvangasana (Schulterbrücke)

urdhva dhanurasana (Bogen)

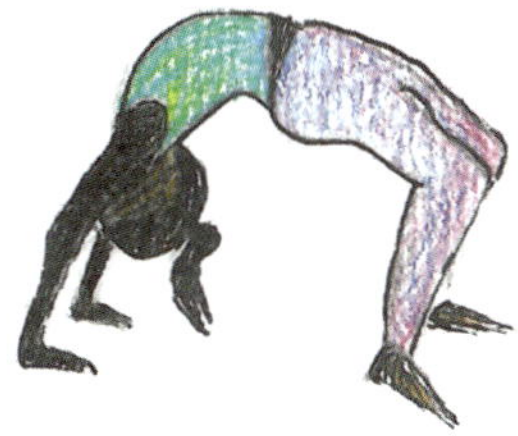

Berg

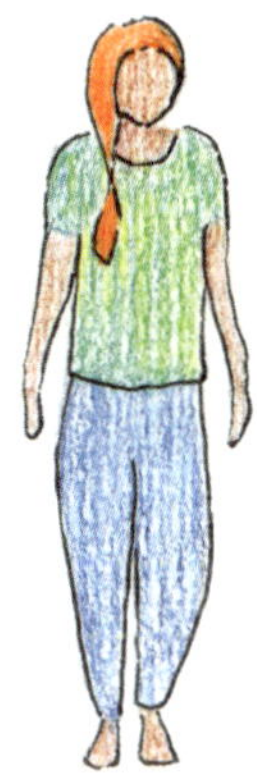

tadasana

Schlange

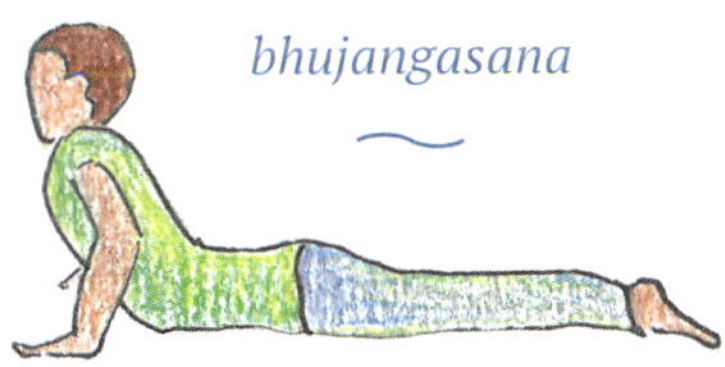

bhujangasana

Halbmond

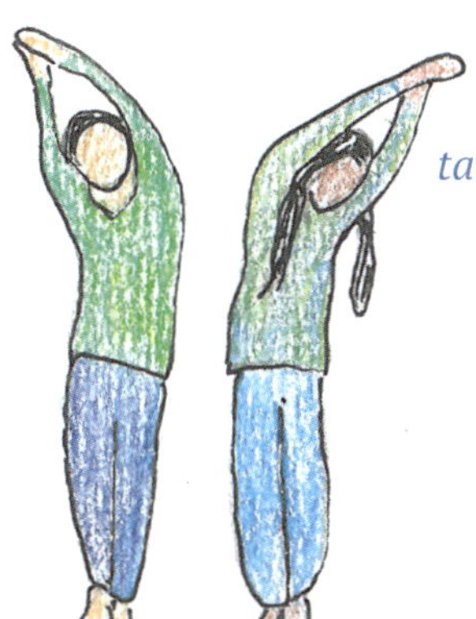

tadasana-Variation, Seitwärtsbeuge

DER SEHNSÜCHTIGE BAUM

Es war einmal ein **Baum**, genauer gesagt eine uralte Eiche. Sie stand nahe der Lichtung eines Waldes. Neben ihr waren zwei Birken, die ganz ineinander verwachsen waren, daneben eine Buche, die sich elegant den beiden sich umarmenden Birken zuwandte.

Obwohl die Eiche in guter Gesellschaft war und oft von der **Sonne** gewärmt wurde, wünschte sie sich manchmal, sie könne auch so eng umschlungen mit einem anderen **Baum** stehen. Aber keiner war nah genug.

Einmal flatterte ein **Vogel**paar ganz prüfend um den Eichen**baum** herum und entschied sich sogar, ein Nest dort zu bauen. Das war schön, denn Bäume und **Vögel** mögen einander sehr. Doch einen anderen **Baum** zu umschlingen, das wäre doch etwas Anderes ...

Verträumt blickte die Eiche zur **Sonne**. Sie genoss die warmen Sonnenstrahlen auf ihren Blättern. Plötzlich hörte sie ein merkwürdiges Geräusch: Tipp tipp, tapp tapp ... die sanft schleichende Wild**katze** war das auf keinen Fall! Nein, tipp tipp, tapp tapp, das war keine Katze. War es ein hoppelnder **Hase**? Nein, tipp tipp, tapp tapp, war auch kein Hase. Aber vielleicht ein **Frosch**? Genau, die dicke Kröte, die neben dem Teich wohnte. Aber nein, auch sie tipptappte nicht.

Es war ein fröhliches Kind, das von einem Fuß auf den anderen hüpfte und mit seinem **Hund** an der Seite immer näher auf die Lichtung zulief. Jetzt blieb es stehen und schaute lange auf den Teich in der Nähe. Es bewunderte all die schönen **Lotus**blumen, jede einzigartig und vollkommen. Sie lagen ruhig auf dem Teich und schienen zu schlafen.

Nach einer Weile ging das Kind weiter über die lange **Brücke**. Sie war schmal und etwas wackelig, aber sie führte das Kind direkt auf den Eichen**baum** zu, der gerade dabei war, seine **Vogel**jungen im Nest sanft hin und her zu schaukeln.

Das Kind setzte sich auf den Boden und lehnte sich an den kräftigen Eichenstamm. Der **Hund** legte sich direkt daneben. Gedankenverloren spielte das Kind mit der Erde und grub unter sich ein kleines Loch. Daraus lugte plötzlich ein Regenwurm hervor, der fast wie eine Mini-**Schlange** aussah. Zuerst beobachtete das Kind ganz gebannt den Regenwurm, doch als er sich wieder zurückgezogen hatte, griff das Kind in seine Hosentasche, legte etwas in das Loch und füllte es rasch wieder mit Erde. Gleich danach stand es auf und sagte »komm mit« zu seinem **Hund**. Schnell liefen beide nach Hause, da die **Sonne** bereits unterging. Zu dieser Abend-Zeit kreisten keine Adler mehr über den fernen **Bergen**. Es war dunkel geworden. Der **Halbmond** war schon zu sehen.

So blieb der Eichen**baum** allein im fahlen **Halbmond**licht zurück. Während er seine **Vogel**jungen sanft wiegte, fragte er sich: Was hat das Kind wohl in die Erde gelegt?

Die weisen **Lotus**blumen auf dem Teich wussten es zuerst:

Es war eine Walnuss gewesen, die langsam aus der Erde emporwuchs und mit jedem Jahr größer und größer wurde. Ihre eleganten Äste umarmten die Eiche innig.

Ein großer Traum war unerwartet in Erfüllung gegangen.

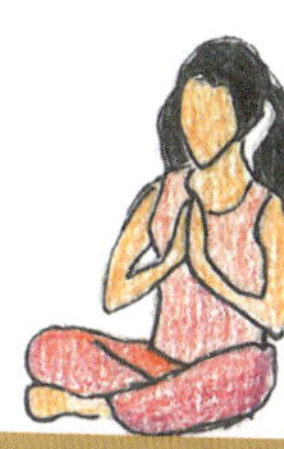

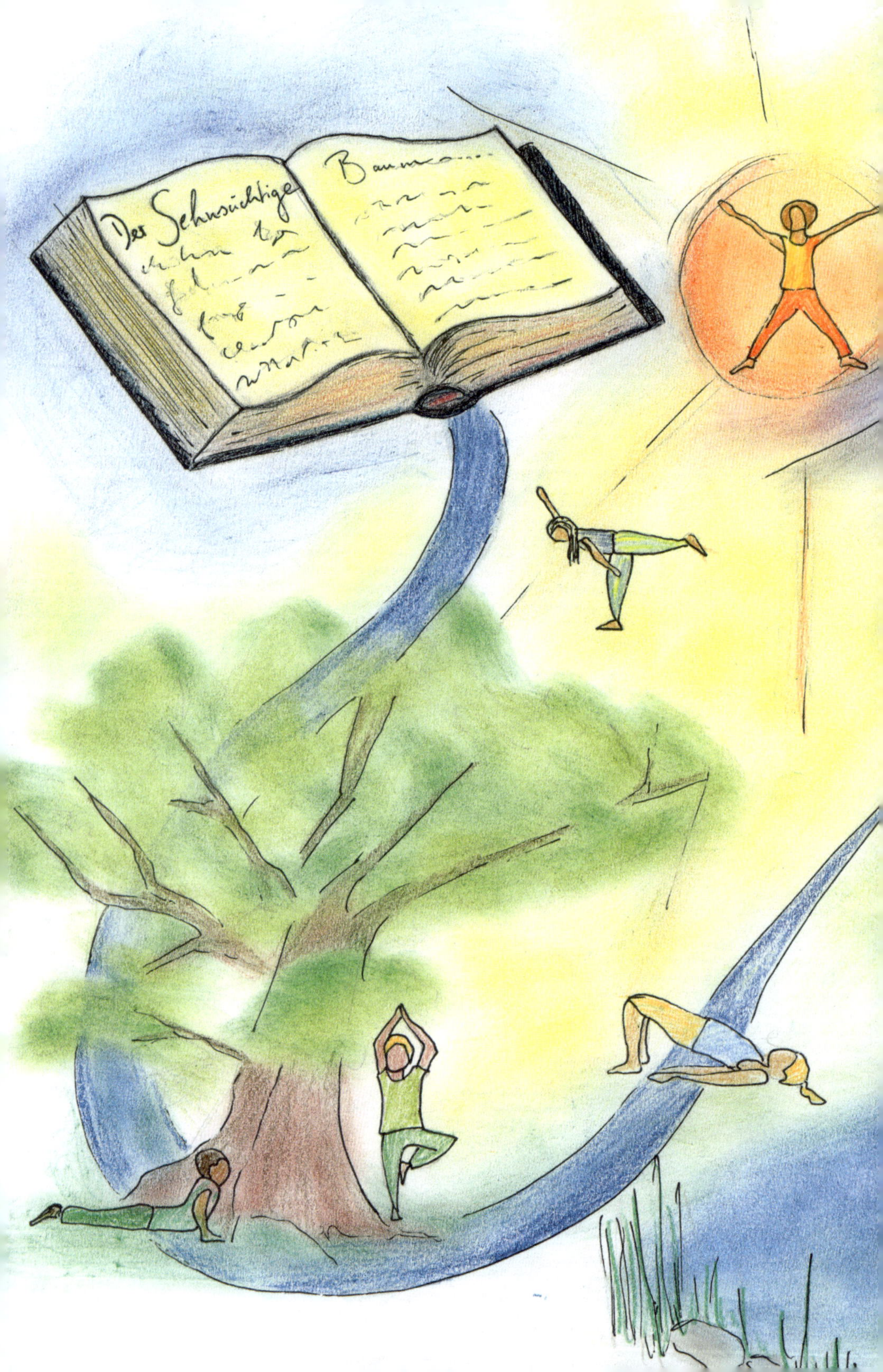
Der Sehnsüchtige
Baum...

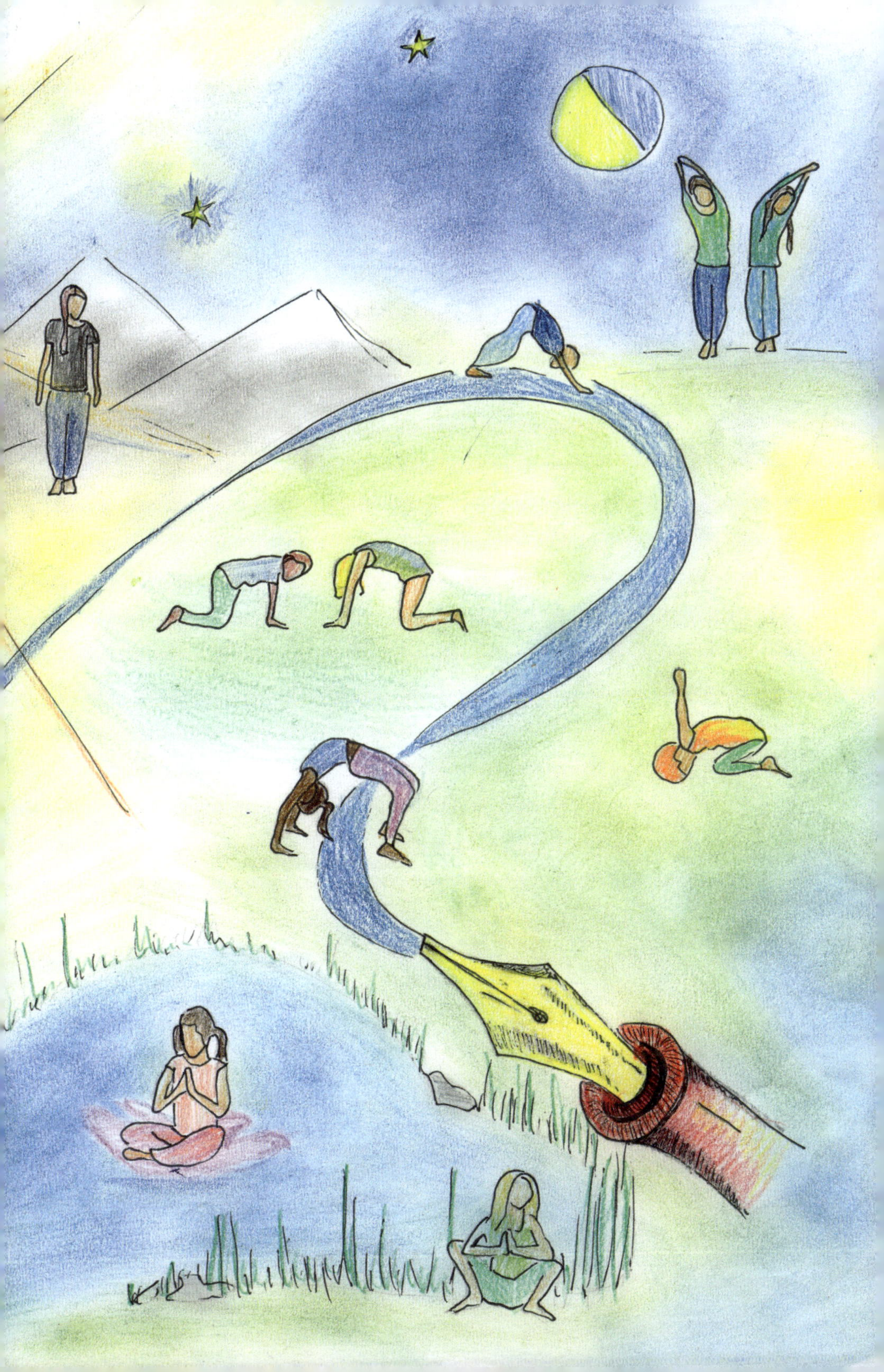

MONDGRUSS – FLOW AUF DER SUCHE NACH DEM MOND

Der Mondgruß ist eine Bewegungsabfolge (Flow), die mit einem Gedicht kombiniert wird. Die Asanas gehen fließend ineinander über, wobei die Wirbelsäule in viele Richtungen bewegt und aktiviert wird.

»LUNA, WO BIST DU?«

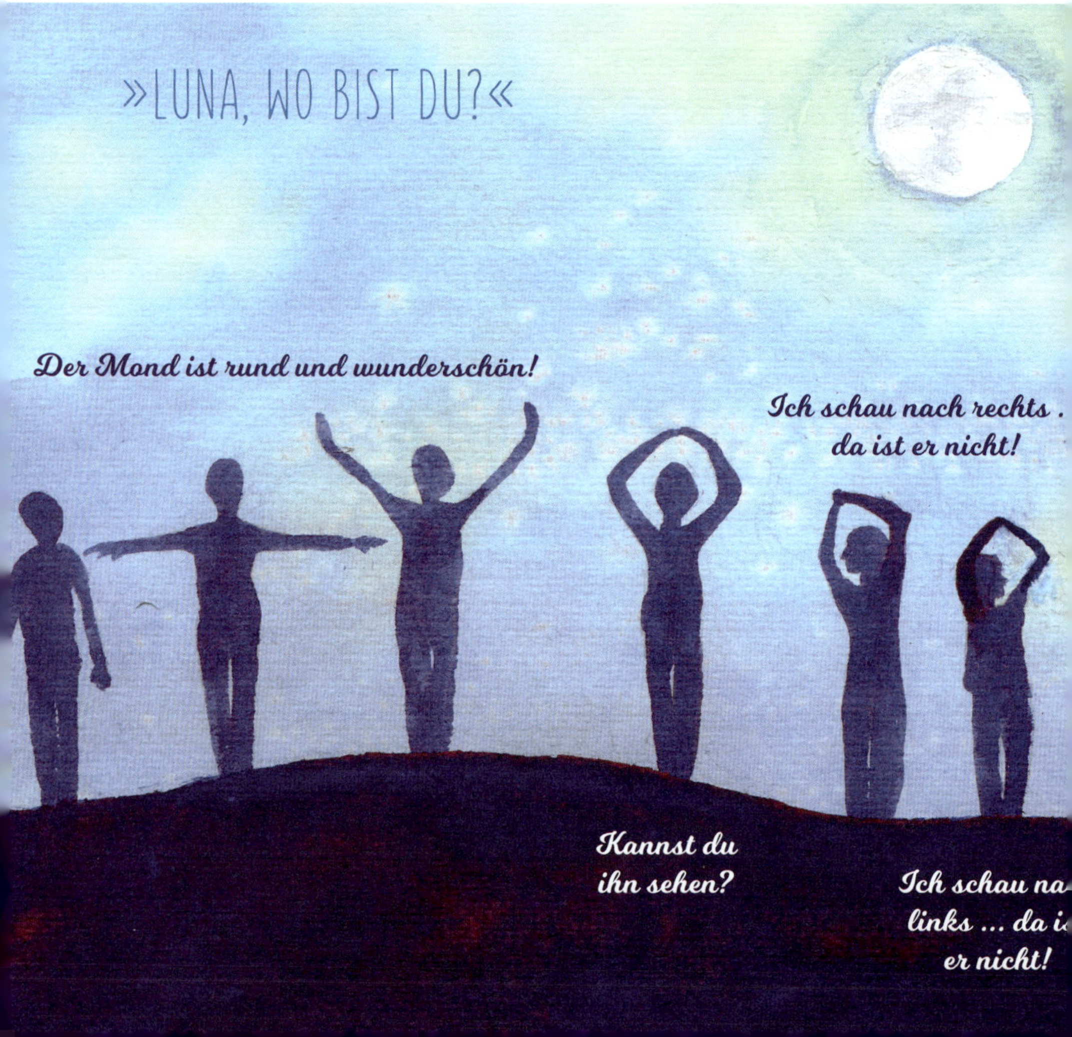
Der Mond ist rund und wunderschön!
Ich schau nach rechts …
da ist er nicht!
Kannst du
ihn sehen?
Ich schau na
links … da i
er nicht!

Er ist entstanden, weil mich meine Yogakids im Kurs gefragt haben, warum es denn so einen Spruch zum Sonnengruß gäbe, zum Mondgruß aber gar nicht, ob die Sonne denn wichtiger sei als der Mond?!

Das konnte ich nicht auf mir (und der Mondin) sitzen lassen. Entstanden ist dann in einer wunderschönen Vollmondnacht bei vier Tassen Ayurveda-Tee mein »Luna, wo bist du?«. Du wirst es bald nicht mehr vorlesen müssen, die Kinder können es ruckzuck auswendig.

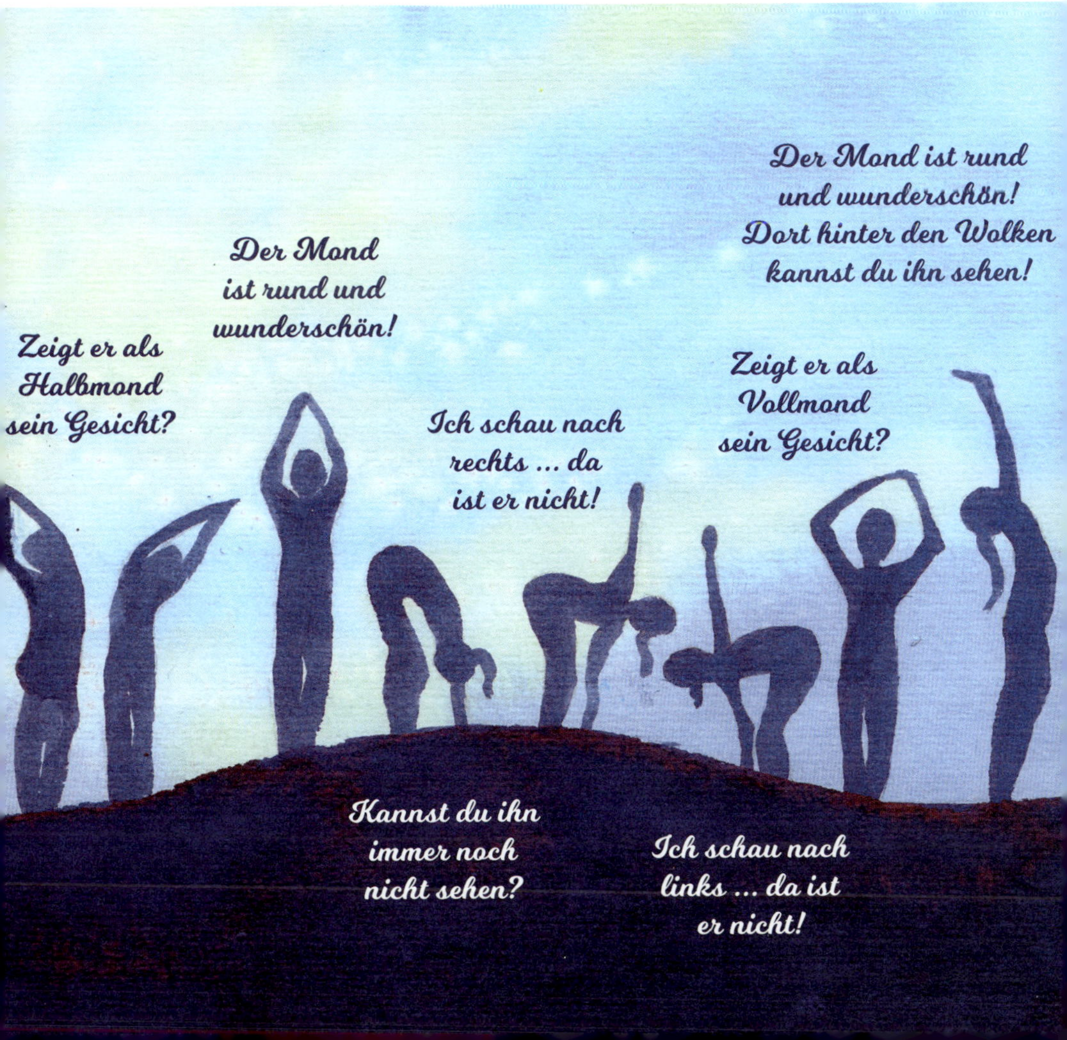
Der Mond ist rund und wunderschön!
Dort hinter den Wolken kannst du ihn sehen!
Der Mond ist rund und wunderschön!
Zeigt er als Halbmond sein Gesicht?
Zeigt er als Vollmond sein Gesicht?
Ich schau nach rechts ... da ist er nicht!
Kannst du ihn immer noch nicht sehen?
Ich schau nach links ... da ist er nicht!

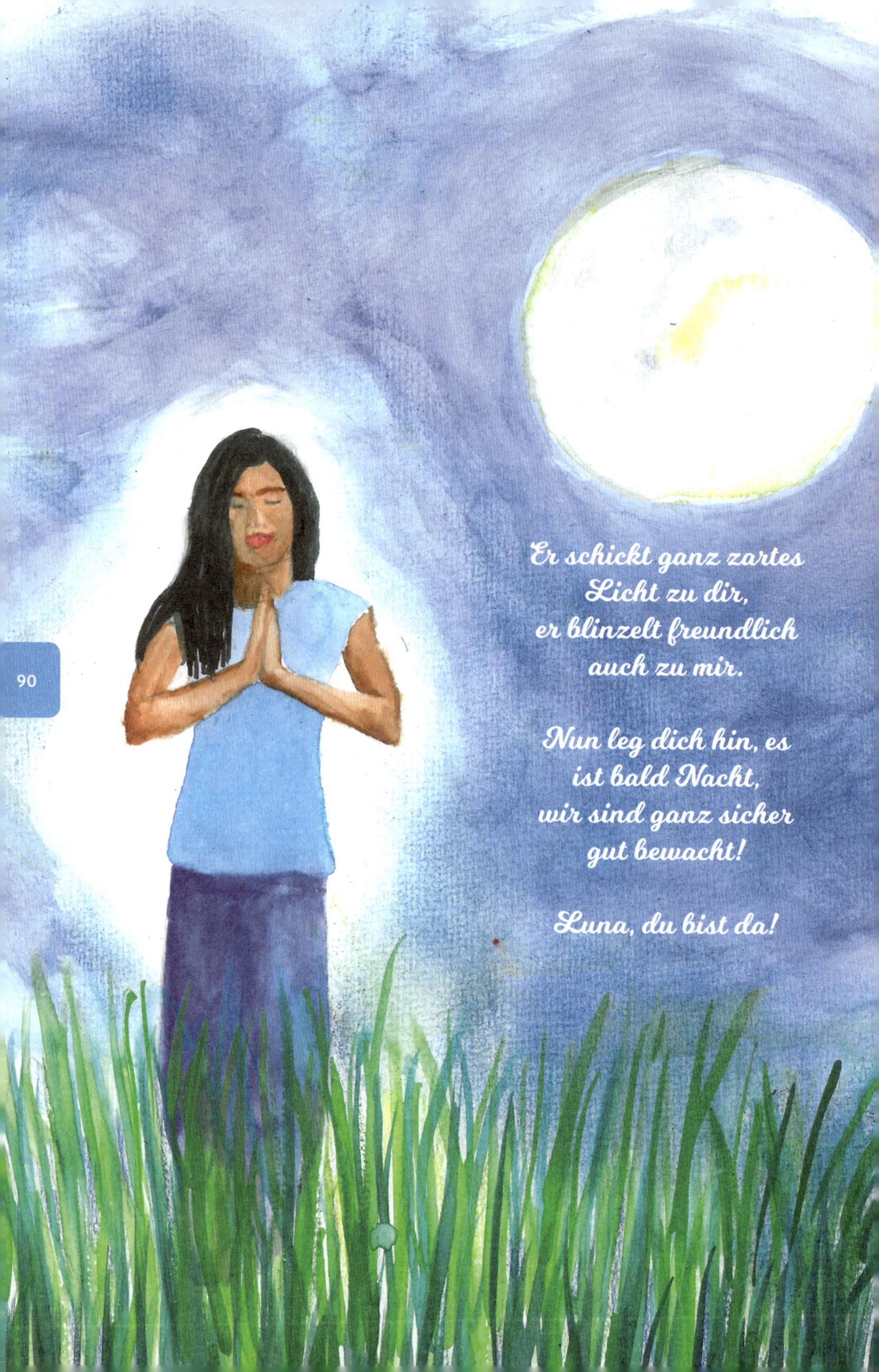

Er schickt ganz zartes
Licht zu dir,
er blinzelt freundlich
auch zu mir.

Nun leg dich hin, es
ist bald Nacht,
wir sind ganz sicher
gut bewacht!

Luna, du bist da!

»SEHT IHR DEN MOND DORT STEHEN,
ER IST NUR HALB ZU SEHEN UND IST DOCH RUND
UND SCHÖN, SO SIND WOHL MANCHE SACHEN,
DIE WIR GETROST BELACHEN, WEIL UNS'RE AUGEN
SIE NICHT SEH'N.«

Matthias Claudius

Asanas im Verborgenen

Die »Asanas im Verborgenen« werden gespielt, wenn dein Kind schon im Bett liegt. Es ist ein äußerst beliebtes Ratespiel, das phantasievoll, lustig und spannend zugleich sein kann. Du schließt deine Augen, während dein Kind unter seiner Decke eine der bekannten Asanas hält. Manchmal dauert es etwas, bis sich dein Kind so versteckt hat, dass auch wirklich nichts mehr von seinem Körper zu sehen ist. Irgendwann aber ist dein ganzes Kind als Geschenk verpackt. Du rätst, welche Asana sich unter der Decke befindet. Entweder aufgrund der Wölbungen, die du sehen kannst, oder du hältst die Augen weiter geschlossen und ertastest die Körperform.

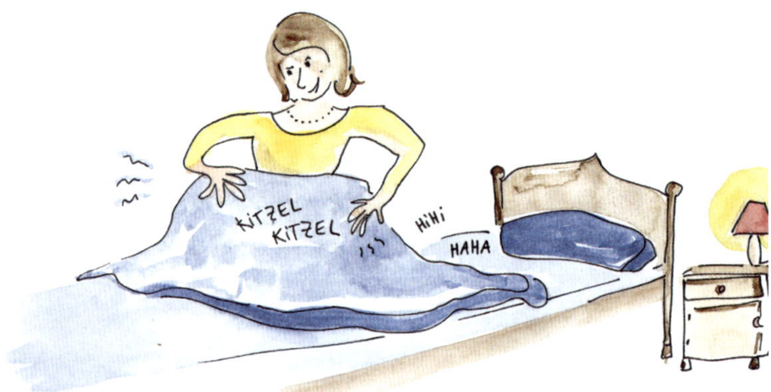

Auch wenn ich ganz genau weiß, dass sich meine kleine Tochter seit Wochen in einen Tiger verwandelt (und sie bemüht sich als momentaner Tiger-Fan erst gar nicht, eine andere Asana auszuprobieren), ist das Raten Abend für Abend ein Riesenspaß. Ich vermute zuerst verschiedene andere Tiere, und erst, wenn nichts mehr zu helfen scheint, frage ich endlich vorsichtig, ob es vielleicht ein Tiger sein könnte, der da unter der Decke faucht und sein Unwesen treibt. Das Lachen beim Erraten, das Glucksen und Freudenquietschen könnten nicht größer sein! Aber nicht nur ganz kleine Tiger, auch große Kids steigen gern in das Spiel ein. Sie machen, selbst wenn sie ein deutliches Fauchen vernehmen und die »Tiger-Asana« längst erkannt haben, trotzdem mit beim Drumherum-Rätseln. Wissen Sie doch: Je länger das Raten dauert, desto aufregender der Moment, an dem sich die Spannung auflöst. Zur Freude aller Spielenden sehen wir hier einmal großzügig hinweg über Buddhas Rat, nicht zu flunkern!

Bei den »Asanas im Verborgenen« geht es nicht um das Ergebnis, sondern vielmehr um das Kommunizieren mit allen Sinnen; um den verbalen Rateaustausch, aber ebenso um das Fühlen, Berühren, Kitzeln, Knuffen und Massieren im Spiel.

Größere Kinder, vor allem, wenn es zwei oder mehr sind, mögen außerdem folgende Variante des Spiels: Alle Kinder schlüpfen unter die gleiche Decke (manchmal benötigt man dann auch zwei oder drei Decken). Sie halten aber verschiedene Asanas. Dies erhöht deine Spannung und Anstrengung, denn es ist nicht immer leicht zu ertasten, welcher Arm zu welchem Kind gehört, ob man gerade einen Rücken oder einen Bauch vor sich hat und erst recht nicht, welche Asanas sich unter der Deckenform verbergen.

Zeit für Entspannung

Dieses Kapitel zeigt verschiedene Möglichkeiten, zu entspannen. Nach einführenden Erzählungen zu unterschiedlichen Entspannungstechniken erfolgen genaue Anleitungen. Sie bilden den Entspannungsteil des Abendrituals.

Nimm dir etwas Zeit, um bewusst zur Ruhe zu kommen, tief durchzuatmen und deinen Körper von allen Anspannungen zu befreien. Schenke deinen Lieben viele innige und entspannende Momente.

DAS GOLDTRÖPFCHEN: ENTSPANNUNGSMASSAGE-RITUAL & ACHTSAMKEITSPRAXIS

Nun ist es soweit, die Asana-Zeit ist beendet, die Entspannungs-Zeit beginnt. Spätestens jetzt legt sich dein Kind ins kuschelige Bett. Dabei wird es vom Goldtröpfchen begleitet. Alle Kinder mögen dieses schöne Ritual am Abend, und die Kleinen kann man sogar mit einem Goldtröpfchen-Gedicht oder -Lied einstimmen.

ZUTATEN

- Eine kleine Schale (z.B. eine größere Muschel): Macht es hübsch.
- Eine Kerze und Streichhölzer: Machen es heimelig.
- Bio-Rosen-Massage-Öl: Wärmt, hüllt, entspannt und macht müde (und das soll's ja auch ...).
  P.S. Ältere Kinder und Jungs mögen auch gern Lavendel-Öl.
- Goldtröpfchen-Gedicht

GOLDTRÖPFCHEN-GEDICHT

Goldtröpfchen, Goldtröpfchen!
Mit dem silberhellen Köpfchen!
Komm in meine Hand
und mach sie weich und samt.

Das Goldtröpfchen-Gedicht kannst du deinem Kind zunächst vorlesen und später vielleicht zusammen mit ihm sprechen. Wenn ihr das Singen sehr liebt, habt ihr vielleicht Lust, eure eigene Goldtröpfchen-Melodie zu erfinden.

REZEPT

Das Licht einer Kerze leitet die Entspannungszeit ein. Wenn die Kerze mit einem Streichholz angezündet wird, riecht es intensiver als beim Anzünden mit einem Feuerzeug, auch Kerzen aus Bienenwachs verströmen einen besonderen Duft. Eine einfache Zauberei mit großer Wirkung – probiert es aus!

Danach werden ein paar »Goldtröpfchen« des Öls achtsam in das Schälchen geträufelt. Du kannst dieses Ritual als Achtsamkeitspraxis vollziehen, dabei ruhig und entspannt atmen und ganz eintauchen in die vielen überschaubaren »Arbeitsgänge«. Jede Bewegung völlig bewusst ausführen. Das ist wie Magie. Deine achtsame Präsenz hat eine unmittelbare Wirkung auf das Erleben deines Kindes. Die meisten Kinder werden schon vom Zugucken ganz gesammelt und andächtig.

Nun darf dein Kind seine beiden Hände zu einem »Schüsselchen« zusammenlegen. Die Handkanten der Kleinfingerseiten berühren sich, die Handflächen zeigen zum Himmel. Du tauchst einen Finger in das Öl und lässt einige Goldtröpfchen in das Hände-Schüsselchen tropfen. Dein Kind darf anschließend seine Hände ölen, riechen, spüren.

Größere Kinder kannst du im Spüren und Erleben etwas begleiten, indem du ihre Aufmerksamkeit lenkst:

»Spüre das Öl in deinen Händen.«
»Ist das Öl weich? Ist es warm?«

»Verteile das Öl ganz sorgfältig.«
»Atme tief ein und aus.«
»Rieche das Öl.«
»Spüre deine Hände.«

Wenn du dir mehr Zeit nehmen und dein Kind mit dem Öl pflegen möchtest, kannst du Füße, Hände und Gesicht zur Massage auswählen und währenddessen mit deinem Kind einen Gang durch die klassische Yoga-Entspannungs-Abfolge unternehmen.

ERSTER SCHRITT: DIE FÜSSE ÖLEN

»Spüre deine Füße. Deine Zehen. Deine Fußsohlen.«
»Deine Füße sind weich, warm und ganz schwer.«

Nach einer intensiven Fuß-Zuwendung lege beide Hände still auf die kleinen Füße. Lass sie dort eine Weile liegen, während du die Entspannung weiter lenkst:

»Die wohlige Wärme der Füße wandert langsam höher
über deine ganzen Beine.«
»Deine Beine sind weich, warm und ganz schwer.«
»Spüre deinen Bauch. Dein Bauch ist weich,
er wird vom Atem sanft bewegt.«
»Spüre deine Brust. Deine Brust ist entspannt,
sie wird vom Atem sanft bewegt.«
»Spüre deinen Rücken. Dein Rücken ist warm,
weich und ganz schwer.«
»Dein Rücken sinkt sanft in das Bett.«
»Kannst du das Öl riechen?«

ZWEITER SCHRITT: DIE HÄNDE ÖLEN

»Spüre deine Hände. Deine Finger. Deine Handflächen.«
»Deine Hände sind weich, warm und ganz schwer.«

Nach einer intensiven Hand-Zuwendung, lege beide Hände still auf die kleinen Hände deines Kindes. Lasse sie dort eine Weile liegen, während du die Entspannung weiter lenkst:

»Die wohlige Wärme der Hände wandert langsam höher
über deine ganzen Arme.«
»Deine Arme sind weich, warm und ganz schwer.«
»Spüre deine Schultern und deinen Nacken. Schultern und Nacken
sinken sanft in die Kissen.«
»Kannst du das Öl riechen?«

DRITTER SCHRITT: DAS GESICHT ÖLEN

Streiche sanft mit deinen Händen über das Gesicht deines Kindes.

»Spüre dein Gesicht.«

Danach berühre zart unterschiedliche Stellen des Gesichts mit deinen öligen Fingern. Lenke die Aufmerksamkeit deines Kindes auf diese Stellen.

»Spüre dein Kinn.«
»Deinen Unterkiefer.«
»Deine Lippen.«
»Spüre deine Nase.«
»Deine Wangen.«

»Spüre deine Augen.«
»Deine Stirn.«
»Deine Schläfen.«
»Spüre deine Ohren.«
»Kannst du das Öl riechen?«

Vierter Schritt: Die Hände auflegen

Lege deine Hände zurück auf die Hände deines Kindes und schließe selbst die Augen.

»Spüre deinen ganzen Körper.«
»Dein Körper ist warm, weich und ganz schwer.«
»Spüre, wie dein Körper ruhig und tief in das Bett sinkt.«
»Jetzt warten viele gute Träume auf dich.«
»Du bist behütet, beschützt und gut aufgehoben!«

Am Ende des »Goldtröpfchen-Rituals« kannst du die Utensilien in achtsamen Bewegungen wieder säubern und wegräumen. Dein Kind darf dabei entspannt zuschauen. Auch dies kann als Achtsamkeitsübung zelebriert werden. Kleinere Kinder hören zum Ausklang gern das Goldtröpfchen-Gedicht oder -Lied noch einmal.

DIE TRAUMREISE

Letztens kam meine Nachbarin mit einem strahlenden Lächeln auf mich zu: »Ich komme gerade vom Strand!«, begrüßte sie mich, »und habe eine gefühlte Ewigkeit im warmen, weichen Sand gelegen ... Meeresrauschen, Möwenkonzert!«. Ein glückliches Seufzen folgte. Mich durchflutete sofort eine große Welle an Fernweh! Diese Sehnsucht, die vor allem im November so schlimm ist. Aber Moment mal: Es war doch November, den Nordseestrand konnte sie nicht gemeint haben, denn der war bei diesem Schietwetter alles andere als warm und weich. Mittelmeer-Trip, Malediven gar? Kann nicht sein! Ich hatte sie doch zwei Mal am Sonntag im Wäschekeller getroffen (ja, mit Räuber-Draußen-Kids wäscht man auch am Wochenende). Es war soeben Dienstagvormittag, 10.20 Uhr um genau zu sein, wie konnte sie dann gerade vom Strandurlaub aus ... sagen wir mindestens Griechenland kommen? Die Mischung aus Fernweh und Nordsee-November-Kombinieren, die sich auch auf meinem Gesicht abzeichnete, war wohl recht amüsant. Jedenfalls hat Beate schallend gelacht! Des Rätsels Lösung war simpel. Ich hätte selbst darauf kommen können: Gerade hatte Beates neuer Entspannungskurs begonnen, mit Traumreise! Traumreise ans Meer.

Viele Kinder lassen mit Hilfe von Traumreisen die Anstrengungen und Eindrücke des Tages sehr gut los. Dennoch, oder vielleicht deshalb, gelten sie ab einem gewissen Alter aber als »mega un-hip«, wenn nicht gar »peinlich«. Offiziell jedenfalls. Hat nicht letztens die 13-jährige Tochter meines Heilpraktikers hinter der Tür gelauscht, als er den beiden achtjährigen Zwillingen abends eine Traumreise vorgelesen hat? Thomas hat so getan, als würde er sie nicht bemerken, aber unauffällig etwas lauter gelesen, damit die Große hinter der Tür auch bloß alles mitbekommt; bekanntlich sollen »Pubertiere« Entspannung und guten Schlaf ja auch sehr dringend nötig haben.

DAS WOLKENBETT – EINE TRAUMREISE ZUR ENTSPANNUNG

Das Wolkenbett wird langsam vorgelesen. Dein Kind liegt dabei schon in seinem Bett. Wenn es noch sehr wach ist und ein großes Mitteilungsbedürfnis hat, kannst du an den markierten Stellen innehalten und nachfragen, was es an den unterschiedlichen »Stationen« der Traumreise »sieht«. Hierzu dienen die in rosa hervorgehobenen Fragen als Anregungen.

Die Traumreise ist in drei Segmente unterteilt. Wenn du genug Zeit hast, kannst du deinem Kind natürlich die ganze Geschichte bis zum Schluss vorlesen, aber das Vorlesen kann auch früher beendet werden. Das »Mond-und-Sterne-Zeichen« zeigt dir mögliche Endpunkte der Traumreise an.

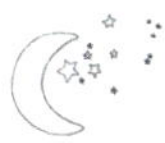

Für dich selbst gibt es an verschiedenen Stellen außerdem ein Zeichen als kleine Erinnerung, auch auf großer (Traum-)Reise immer wieder zu dir selbst zurück zu kommen und bewusst zu entspannen.

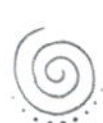

Das »Spiralen-Zeichen« bedeutet so viel wie: »Schließe kurz deine Augen, atme einmal tief in den Bauch ein und wieder aus, nimm dabei deinen ganzen Körper wahr, entspanne Schultern, Nacken und Gesicht! Lies erst dann weiter!« Dieser heimliche Hinweis ist nur für dich gedacht, nicht für dein Kind.

DAS WOLKENBETT

Ein warmer, sonniger Tag geht langsam zu Ende. Draußen wird es immer stiller. Doch wenn du ganz genau hinhörst und dabei die Augen schließt, kannst du ein wunderschönes Abend-Konzert hören: Da sind viele verschiedene Vogelstimmen, ein Specht klopft, die Frösche des Dorfteiches quaken, und am Feldrand zirpen die Grillenmännchen.

Du machst es dir an deinem Lieblingsplatz unter dem Blätterdach zu Füßen des alten Kirschbaums gemütlich. Dort kannst du in aller Ruhe zuhören.

Für dein Kind: »Lausche ganz genau, was kannst du alles hören?«

Der Kirschbaum steht seit vielen, vielen Jahren auf dem kleinen Hügel, der direkt zum Dorfteich führt. Sehr oft schon hast du dich an seinen warmen Stamm gelehnt und dem Abend-Konzert gelauscht.

Der Platz beim Kirschbaum ist besonders. Unten am Boden haben seine Wurzeln ein kleines Nest geformt, darin liegt immer etwas Moos auf weicher, sandiger Erde. Es ist ein sehr kuscheliger Sitzplatz, der dich sanft und warm einhüllt.

Über dir strecken sich die schützenden Äste aus. Saftig-grüne Blätter bewegen sich leicht im Wind.

Wenn du zum Stamm hinaufschaust, findest du gleich über dir eine Stelle, an der die Rinde so aussieht, als hätte der Kirschbaum ein lächelndes Gesicht. Freundlich blickt er auf dich herab, und es sieht so aus, als würde er sagen: *Bitte mach es dir gemütlich, lausche dem Naturkonzert und bleibe ganz lange bei mir.*

So eingekuschelt und von deinem Kirschbaum behütet, kannst du langsam das Traumreich betreten …

»Du bist entspannt und warm, eingehüllt und beschützt.
Ein Erdenkind, das jetzt bald schläft.«

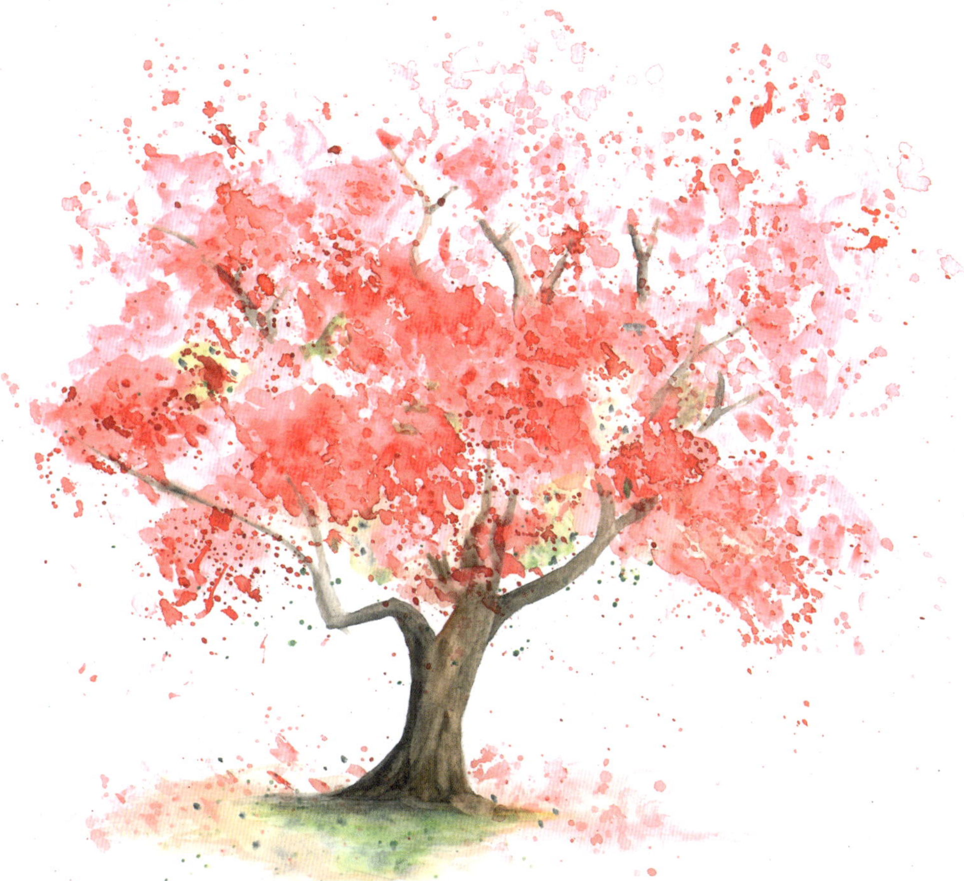

Gerade als du die Tür zum Traumreich leise öffnen willst, bemerkst du, wie wunderschön der Himmel über dir aussieht! Weiße Schäfchen-Wolken ziehen langsam vorüber.

Für dein Kind: »Schließe deine Augen. Kannst du die Wolken sehen? Woran erinnern sie dich? Siehst du die Wolken-Katze, den Wolken-Drachen, oder das Wolken-Krokodil? Welche Farbe hat der Himmel jetzt? Sind dort auch Vögel zu sehen? Was noch? Flugzeuge, ein bunter Ballon?«

Du betrachtest den Himmel über dir ganz genau. Da siehst du, wie sich eine einzige Wolke ganz langsam, sehr langsam vom Himmel löst und Stückchen für Stückchen tiefer Richtung Erde fliegt. Sie schwebt genau auf deinen Kirschbaum zu. Je näher sie kommt, umso genauer erkennst du ihre blütenweiße Farbe und auch, wie kuschelig sie ist.

Jetzt landet die Wolke direkt vor deinen Füßen. So nah, dass du sie sogar riechen kannst. Sie duftet nach Himmel, Wasser, Weite und Freiheit. Du ahnst, dass man mit ihr viele Abenteuer erleben kann. Hui, wie könnte sie mit dem Wind tanzen! Doch jetzt liegt sie so still dort vor dir, als würde sie auf etwas warten. Auf dich! Darauf, dass du dich hineinkuschelst und sie dich mit auf ihre Reise nehmen kann. Du bist mutig (und auch ein bisschen neugierig), deshalb tust du der Wolke den Gefallen und legst dich sanft, ganz sachte, hinein. Was für ein herrliches Wolkenbett! Du machst es dir darin schön gemütlich. So eingekuschelt und von deiner Wolke behütet, kannst du langsam ins Traumreich schweben …

»Du bist entspannt und warm, eingehüllt und beschützt.
Ein Mutkind, das jetzt bald schläft.«

Gerade, als du die Tür zum Traumreich leise öffnen willst, bemerkst du, wie sich deine Wolke bewegt. Ganz sachte wie ein schwebender Ballon löst sie sich nun vom Boden. Sanft und sicher trägt sie dich hinauf in den Himmel. Noch ist es nicht zu dunkel, um die vielen Wunder der Erde von oben sehen zu können: den Fluss, der sich wie eine dunkelblaue Schlange durch die Felder schlängelt, die Schwäne auf dem Dorfteich, die wie winzige weiße Punkte aussehen …

Für dein Kind: »Schließe deine Augen. Was kannst du noch von oben sehen? In welche fernen Länder trägt dich die Wolke? Siehst du die Berge, das Meer?«

Der Ausblick von deiner Wolke auf die wundervolle Erde ist ein Abenteuer. Es gibt so viel zu entdecken! Lange Zeit fliegst du mit deiner Wolke am ruhigen Abendhimmel.

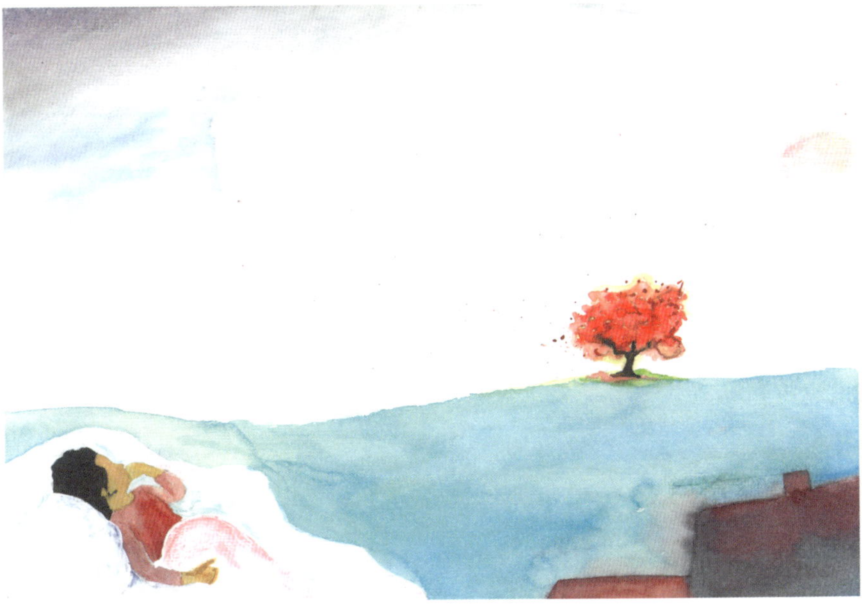

Als es dunkel ist und die Sterne zu funkeln beginnen, schwebt die Wolke tiefer und tiefer. Die Bäume sehen von oben längst nicht mehr wie kleine Kügelchen aus, sondern bekommen langsam ihre wahre Eleganz und Größe zurück. Bald schwebt deine Wolke genau über dem lächelnden Kirschbaum, aber sie setzt dich nicht zu seinen Füßen ab, sondern nimmt dich noch ein Stück weit mit. Du atmest tief ein, schließt deine Augen und spürst noch einmal die Wolkenfreiheit in deinem ganzen Körper!

Jetzt kann es nicht mehr lange dauern, und deine Wolkenreise wird auf unserer schönen Erde enden.

Das sanfte Aufsetzen deiner Wolke bemerkst du kaum, und als du langsam deine Augen wieder öffnest, bist du an einem sehr bekannten Ort:

Du liegst entspannt in deinem Bett. Dein Kuscheltier neben dir duftet nach Schlaf und Knuddeln gleichzeitig. Du bist zu Hause!

Da fällt es dir leicht, deine neue Wolkenfreundin wieder ziehen zu lassen. Du siehst sie, als du aus dem Fenster schaust, gerade noch als kleines weißes Pünktchen am Sternenhimmel. Willst du noch einmal mit hinauf? Jederzeit! Schließe nur deine Augen, atme tief und schon kannst du in deinem Bett wieder träumend auf Wolkenreise gehen. Auch jetzt!

»Du bist entspannt und warm, eingehüllt und beschützt.
Ein Glückskind, das jetzt bald schläft.«

POSITIVER TAGESRÜCKBLICK

Die Abendzeit eignet sich sehr gut, um noch einmal gemeinsam zu rekapitulieren, was alles am Tag geschehen ist.

- Mit wem und wo hat dein Kind seinen heutigen Tag verbracht?
- Was hat es erlebt?
- Hat es Fragen?
- Gab es Auseinandersetzungen, die vor der Nacht noch liebevoll bereinigt werden wollen, damit der Tag zu einem harmonischen Abschluss kommt?
- Was war besonders schön?

Es ist leichter, den Tag zu rekapitulieren, wenn man dabei von hinten nach vorn vorgeht, also das Kind zuerst auf die Erlebnisse orientiert, die unmittelbar vorm Zubettgehen stattgefunden haben. Dabei kann auch das Yogaspiel thematisiert werden. Was hat dir gut gefallen und was nicht so sehr? Dann in der Erinnerung immer weiter zurückgehen, vielleicht bis zum morgendlichen Aufstehen.

Der Tagesrückblick gibt dir viele Hinweise darauf, was dein Kind bewegt, welche Situationen es als besonders erlebt, wie es die Geschehnisse des Lebens einordnet. So erfährst du, was dein Kind im Alltag gerade braucht, wo du noch Unterstützung bieten kannst, wo ein Rat vonnöten ist – oder einfach ein Lieblingsessen.

Im Umgang mit den Themen, die für dein Kind gerade wichtig sind, kann das **positive Denken** eine gute Unterstützung sein. Damit könnt ihr vielleicht am Ende des Tagesrückblicks einige Erlebnisse einsammeln, die dein Kind besonders glücklich gemacht haben. Die positiven Erlebnisse bilden dann den Abschluss des Rituals und begleiten dein Kind in die Nacht.

Positives Denken ist ein fester Bestandteil des Yoga. Sich nicht überwältigen lassen von Ängsten und Wut ist eine der grundlegenden Übungen, die auch Buddha lehrt. Deine positive Sicht der Dinge kann deinem Kind helfen, sich ebenfalls auf diese Perspektive einzulassen.

Der Lieblingsspruch meiner Mutter, den ich als Kind (und auch heute noch) unzählige Male gehört habe, ist: »Jeder ist selbst seines Glückes Schmied«. Heißt: Wir können selbst zu einem großen Teil zu unserem Glück beitragen. Eine sehr alte Weisheit. Sie wird einem römischen Konsul ca. 300 v. Chr. zugeschrieben. An den alten, überlieferten Weisheiten ist immer etwas dran – sonst hätten sie nicht tausende von Jahren auf dem Buckel! Der Spruch gilt nicht nur für die großen Lebensentscheidungen, die du triffst, also welchen Job du wählst, wo du lebst, wen du heiratest oder auch nicht, wer deine Freunde sind. Die Weisheit gilt genauso für deine Perspektive auf die kleinen Begebenheiten des Alltags. Ist dein Glas halbvoll oder halbleer? Natürlich halbvoll.

Ein Stück weit können wir diese Perspektive er-üben, sie wählen. Positiv zu denken ist unsere freie Entscheidung. Es geht nicht darum, etwas schön zu reden. Dann wären wir blind und – noch viel schlimmer: dumm. Es geht darum, die Dinge wirklich tief anzuschauen. Hingucken, sehr detailliert wahrnehmen. Analytisch betrachten. Das ist der erste Schritt, und der zweite ist, nicht zu versumpfen, sich von Schwierigkeiten nicht überwältigen zu lassen und in *tamas* oder *rajas* zu verfallen, sondern besonnen zu überlegen. Schritt für Schritt. Allein, oder auch mit Hilfe. Sich Unterstützung zu holen, sollte immer eine Option sein. So bleiben wir aktiv, bewusst, leben mit wachem Verstand und können auf unsere Lebenserfahrung zurückgreifen. Dies ist auch der Rat Buddhas. Die Dinge tief anzuschauen, ist unsere Achtsamkeitspraxis, eine Praxis, die wir auch den Kindern vermitteln, oder noch besser, vorleben können.

Du kannst die Dinge, die dir dein Kind erzählt, mit ihm zusammen gut betrachten, aus unterschiedlichen Perspektiven wahrnehmen und dich gemeinsam mit ihm auch mal in die Lage anderer Beteiligter versetzen. Wer sich darin übt, die Perspektiven der Anderen zu ergründen, schafft Verständnis, Toleranz und damit die Grundlage für friedliches Handeln und für ein zufriedenes Leben.

Außerdem hat jeder Tag seine wunderbaren Seiten. Du kannst dir selbst und deinen Kindern beibringen, die Schönheiten des Lebens auch in Kleinigkeiten zu erleben. Dann stehen den scheinbar riesengroßen Problemen viele kleine und große Freuden gegenüber, wie das Wunder, lebendig zu sein, die ersten Knospen am Kirschbaum, der abendliche Vogelgesang, das Farbenspiel der untergehenden Sonne, der Duft einer Rose, das Licht der Kerze. Es eröffnet Welten, wenn wir uns an scheinbar Selbstverständlichem, wie leckerem Essen, sauberer Kleidung, guter Gesundheit, Freunden und einem warmen Zuhause wieder erfreuen. Probier' es aus! Dein Kind wird es sogar noch besser können als du!

»FÜR DANKBARE MENSCHEN MACHT DAS GLÜCK GERN ÜBERSTUNDEN.«

Ernst Ferstl

Positives Denken wird uns nicht zwangsläufig in die Wiege gelegt, aber es ist trainierbar, wie ein Muskel. Vielleicht hat es deshalb den Weg ins Yoga gefunden? Nur was ist, wenn dein Kind dir gar keine Gelegenheit gibt, ausführlich mit ihm über seinen Tag zu reden? Wenn es verschwiegen ist wie ein Grab? Kein Problem! Hier gibt es ein kleines Trostpflaster:

Trostpflaster für Eltern von Kindern, die ungern von ihren Tageserlebnissen erzählen: Ich fühle aus ganzem Herzen mit!

Nie hätte ich von meinem Kind erfahren, dass es großen Stress in der Klasse zwischen der Jungs-Gang und der Mädchen-Bande gibt: Kinder, die nicht mehr in die Klasse wollen, jeden Tag Bauchweh haben, Lehrer, die sowas in ihrer ganzen Laufbahn noch nicht erlebt haben. Ich wusste von nichts. Aber auch, wenn es an anderen Elternabenden nicht so extrem war, bin ich oft aus allen Wolken gefallen, wenn ich erfuhr, was gerade in der Klasse Top-Thema war, denn mein Wissen tendierte immer gegen Null. Gern würde ich jetzt übertreiben und sagen, mein Wissen war im negativen Bereich: Minus 100.000! So hat es sich jedenfalls angefühlt, am Elternabend neben all den Eltern zu sitzen, die mit ihrem Detailwissen nur so um sich warfen. Ich atme jetzt mal lieber drei Mal bewusst ein und aus und entspanne meinen Körper achtsam, denn die Erinnerung an das Elternabend-Gefühl würde mich jetzt am liebsten schreiben lassen: »Sie protzten, prahlten und blähten sich mit ihrem Interna-Wissen auf!« (okay, das ist nicht nett), während ich selbst schweigend-staunend dabeisitzen musste (aber das ist ja auch nicht nett). Buddha sei Dank würde ich so etwas erst gar nicht denken, geschweige denn hinschreiben.

Nach solchen Elternabenden habe ich angefangen, genauer nachzuforschen. Ich wollte endlich auch wissen, was im Leben meiner Kinder vor sich geht. Als mein Sohn in der ersten Klasse war, sagte er noch: »Mama, warum willst du das immer alles wissen, ich will jetzt spielen!«. Und seit er zwölf Jahre alt ist, sagt er: »Ohhh Mama, chill mal, das nervt! Lass mich einfach in Ruhe, ja?!«. Da muss man durch. Details bekommt man nicht. Aber manchmal, am Ende des Tages, wenn man neben dem Kind auf dem Bett sitzt und mit ihm entspannt, kommen ganz ungefragt plötzlich doch noch Themen ans langsam verblassende Tageslicht. Klar, es gibt keine Detailschilderungen, aber ich bekomme dennoch mit, wie es den kleinen oder großen Verschwiegenen geht. Und wenn es bei ihnen mal sehr trist ausschaut, hilft vor allem, einfach da zu sein. Gemeinsam Zeit verbringen. Anteil nehmen. Verstehen. Die Herzverbindung funktioniert auch wortlos.

Da wir ja positiv denken: Beim Tagesrückblick dürfen all jene Eltern, die einen kleinen Verschwiegenen oder eine kleine Geheimnisbewahrerin in die Nacht begleiten, sich besonders an der intensiven Verbindung erfreuen, die ohne Worte entsteht ... *think positive!*

HEILENDE HÄNDE

Manchmal darfst du abends vielleicht deine Hand oder beide Hände ganz sanft und bewegungslos auf dein Kind legen. Auf seine Hände oder Arme, auf seine Stirn oder möglichweise auf seinen Bauch. Du wirst gemeinsam mit deinem Kind ganz intuitiv den richtigen Ort finden.

Kinder öffnen sich gern für die liebevolle Energie der Hände, die Wärme und Aufmerksamkeit, die wir ihnen durch unser Handauflegen schenken können. Das Handauflegen gilt als eine der ältesten Heilungsmethoden der Menschheit, die besonders in der Bibel zahlreich beschrieben wird.

... DANN WURDEN KINDER ZU IHM GEBRACHT, DAMIT ER IHNEN DIE HÄNDE AUFLEGE UND BETE.

NT, Matthäus 19, 13

... ER ABER LEGTE EINEM JEDEN VON IHNEN DIE HÄNDE AUF UND HEILTE SIE.

NT, Lukas 4, 40

Hände sind, wenn mit Ruhe und Liebe aufgelegt, immer heilsam. Nicht nur für Kinder. Auch für uns Erwachsene ist es herzerwärmend, in der Nähe des Kindes zu verweilen, die Augen zu schließen und den kindlichen Atemrhythmus zu spüren. So kann Raum entstehen für Bewusstsein: Dieses wunderbare Kind, dieses Wunder ist *jetzt* gerade neben mir. Lebendig. Wirklich. Ein Achtsamkeitsgeschenk an dich selbst. Sind das keine guten Bedingungen, um glücklich zu sein?

Oft reicht solch ein inniges Beisammensein aus, um den Tag freudvoll abzuschließen, ihn zu einem wundervollen und glücklichen Tag zu machen.

»DIESER MOMENT, WELCH WUNDERBARER MOMENT.«

Thich Nhat Hanh

Manchmal eröffnet das Handauflegen einen Rahmen, in dem du den gegenwärtigen Moment gemeinsam mit deinem Kind noch tiefer ergründen kannst. Die folgenden Fragen helfen dir zu spüren, was gerade in diesem Augenblick erfahrbar ist. Du kannst diese Fragen älteren Kindern mit auf den Weg in die Nacht geben und darüber mit ihnen sprechen.

»Wie fühlt sich dein Körper jetzt an?«
»Wo kannst du deinen Körper am deutlichsten wahrnehmen?«
»Fühlst du auch Wärme, Kribbeln, Pochen, Strömen, Fließen?«
»Wo kannst du deinen Atem am einfachsten spüren?«
»Kannst du deinen Körper schwer werden und
tiefer ins Bett sinken lassen?«
»Kannst du deinen Körper ganz ruhig werden lassen?«
»Wie fühlst du dich gerade?«

Auch jüngere Kinder finden leicht einen Zugang zum Erspüren des Körpers, wenn sie angeleitet werden. Sie können beispielsweise deine Hand nehmen und auf verschiedene Körperteile legen, wenn du ihnen folgende Fragen stellst.

»Wo ist dein Bauch? Spüre mal, wie dein Atmen den Bauch leicht bewegt!«
»Wo ist deine Nase? Kannst du sie leicht bewegen?«
»Wo sind deine Augen? Kannst du sie geschlossen lassen,
wenn ich deine Nasenspitze küsse?«
»Wo ist dein Fuß? Kann dein Fuß ganz still daliegen?«

Heilende Hände. Spürt es selbst!

SINGEN

Das gemeinsame Singen ist ein herrliches Abendritual. Singen öffnet das Herz und schafft eine klingende Verbindung zwischen den Singenden. In unserer Gesellschaft ist das Singen ein Stück weit verloren gegangen. Wir sind umgeben von »Musikkonserven« unterschiedlichster Art in bester Qualität. Sogar für Säuglinge, ja, für Ungeborene gibt es eigene Produktionen. Wir hören zu. Hören nur zu – dabei könnten wir selbst unsere Stimmen und Herzen klingen lassen. Man muss doch gar nicht perfekt singen können! Wichtig ist, es einfach zu tun. Gern begleiten unsere Kinder uns dabei, die eigene Stimme wieder zu entdecken.

Viele Erwachsene glauben von sich selbst, nicht singen zu können. Aber wenn sie es dann doch mal außerhalb der Dusche tun, zum Beispiel, weil sie ihren Kleinen zuliebe während des Kindergartenweihnachtsfestes »Ihr Kinderlein kommet« mitsingen, entsteht ein überraschend schöner gemeinsamer Klang. Die meisten Menschen können nämlich ganz gut singen, selbst die Ungeübten! Und tatsächlich: Als ich letztens in der mallorquinischen Abflughalle auf meinen Flieger wartete, kam eine in roten Trikots uniformierte Männerfußballmannschaft ihres Weges und grölte zigfach den Refrain des Beatles-Songs *Hey Jude.* »Naaaaaa-na-na-nanana-naaaaaaaaaa-nanana-naaaaaaaaaa *hey Jude!«.* Und dies wieder und wieder und wieder. Was soll ich sagen? Hätte ich Trikots und Bierlaune übersehen, so hätte man die Jungs für einen Männerchor halten können – mit etwas kleinem Repertoire zwar, aber klanglich nicht schlecht: Naaaaaaaaaa-nanana …

Michaela, eine Freundin, die ich während der Yogalehrerausbildung kennengelernt habe, gehörte auch zu denen, die dachten, sie könnten nicht singen, oder, besser ausgedrückt, zu denen, die gesagt bekommen haben, sie könnten es nicht. Tatsächlich ist vielen Menschen irgendwann während ihrer »Gesangskarriere« direkt oder indirekt mitgeteilt worden, dass sie es besser lassen sollten. Christian, Michaelas Partner, formuliert das auf seine direkte Weise: »Die Musiklehrer damals haben doch zur Singhemmung einer ganzen Generation beigetragen!«. Das glaubt er tatsächlich. Und auch ich denke, dass viele »Ü45« noch bei alten Erinnerungen erschaudern … wer steht schon gern mit knapp 13 Jahren, Pickeln und hochrotem Kopf vor der ganzen Klasse und trägt angesichts einer kichernden Peer-Group und eines gezückten Notenbuchs des Lehrers »Das Wandern ist des Müllers Lust« oder »Bolle reiste jüngst zu Pfingsten« vor?

Manchmal wurzelt die »Singhemmung« aber auch in der eigenen Familie. So bei Michaela. Sie wollte tatsächlich mit 15 Jahren Sängerin in einer Rockband werden, einfach, weil sie das Singen liebte (und – das bleibt jetzt aber unter uns! – vielleicht auch, weil sie heimlich in den Drummer der Schüler-Band verliebt war). Wenn sie also für die ersten Versuche ihr Beatles-Songbook voller Tatendrang aufschlug, weil Beatles-Lieder hierfür viel geeigneter sind als Guns-N'-Roses-Songs, enthusiastisch ihr Plektron wetzte und Beatles mit der weiblichen Stimme von Axel Rose sang, flogen im Elternhaus die Türen. »Mach bloß zu, wir können deinen Katzenjammer nicht ertragen«. Das saß irgendwie. Auch bei einer Motorradjacke-tragenden Rocklady wie Michaela. Sie sang nicht mehr und beendete ihre Band-Leader-Karriere frühzeitig – jedoch nicht ohne sieben Akkorde auf der alten Konzertgitarre ihres Onkels erlernt zu haben.

Jahre später habe ich Michaela als Yogalehrerin erlebt. Da wusste ich von dieser Vorgeschichte nichts. Während der Entspannung zum Abschluss einer fordernden Yogastunde lag ich im gut gefüllten Yogaraum entspannt auf dem Boden, als Michaela unerwartet ihre Gitarre (ja, immer noch die von Onkel Horst) nahm und das Mantra *»om namah shivaya«* sang. Neun Mal hintereinander. Dazu brauchte sie nur drei ihrer sieben Akkorde und natürlich ihre Stimme. Sie war wunder-wunder-wunder-schön! Vielleicht lag es an Lord Shiva, dem dieses Mantra gewidmet ist, vielleicht an meiner Tagesverfassung: Ich war zu Tränen gerührt, und mein Herz fühlte sich an, als würde es sich Stück für Stück aufblättern und vor Liebe nur so übersprudeln. Zum ersten Mal verstand ich, dass die »Herzöffnung«, von der so oft die Rede ist, nicht metaphorisch gemeint ist. *»Hearts unfold like flowers«* ist tatsächlich erlebbar. Danke, Micha! Am Ende dieser Entspannung gab es eine kurze stille Meditation, und als ich anschließend die Augen wieder öffnete und in die Gesichter der anderen Yogaschülerinnen und -schüler blickte, da wusste ich es ziemlich genau: Ich war nicht die Einzige, die Michaelas Gesang tief berührt hatte. Seufz. Gut, dass sie kein Rockstar, sondern Yogalehrerin geworden ist!

Ein paar Wochen später waren Michaela, Christian und ich gemeinsam im Pfälzer Wald wandern (das Wandern ist eben nicht nur des Müllers Lust). Dabei erzählte sie mir von Onkel Horsts Gitarre und vom Türenschlagen ihrer Eltern. Lächelnd meinte sie:

»Du weißt doch: Die lieben Trinitäten, die drei indischen Gottheiten Brahma, Vishnu und Shiva, verkörpern ja Schöpfung, Erhaltung und Zerstörung. Shiva ist für mich der Zerstörer aller Negativität, auch der negativen Selbstbilder, die ich von irgendwo herhabe. Irgendwann habe ich die alte Gitarre rausgekramt und nächtelang Shiva-Mantras gesungen. Das war absolut erhebend! Ich war so dankbar für meine Stimme, für die Gitarre und die paar Akkorde, die ich mir als Teenager beigebracht habe, dass ich geheult hab. Damit war das negative Selbstbild zerstört. Dank Shiva! Irgendwann habe ich dann auch andere Mantras gesungen, erst für mich allein, dann auch vor Publikum … aber vor Publikum ist zur Sicherheit immer ein Shiva-Mantra mit dabei.«

Ich wünschte, Michaelas Eltern könnten sie mal *»om namah shivaya«* singen hören. Aber sie meint, sie müsse ihnen da gar nichts beweisen. Alles sei gut. Ihre Eltern konnten damals nicht sehen, was da in ihr schlummerte. Sie musste es selbst herausfinden, auch wenn sie dazu ein paar Hindernisse aus dem Weg zu räumen hatte. Doch um das Wegräumen der Hindernisse kümmert sich Michaela ja auch nie allein. Ganesha aus Indien weilt dabei stets an ihrer Seite. Genau, Ganesha, der mit dem Elefantenkopf! Er ist kein Geringerer als Shivas Sohn, und seine Kernkompetenz besteht in der Beseitigung aller Hindernisse.

Als wir schweigend weiterwanderten, klangen Michaelas Worte lange in mir nach. Wir können als Eltern einfach nicht wissen, welche Schätze in unseren Kindern schlummern. Welche Geheimnisse, die wir gar nicht sehen können, dort verborgen liegen. Wir wissen es ja oft nicht einmal von uns selbst. Aber wir können uns entscheiden, den eigenen Geheimnissen mehr Raum zu geben, immer mal wieder auf innere Entdeckungsreise zu gehen. Gleich hier, jetzt. Fangt doch mal mit dem Singen an. Um alles andere kümmern sich dann schon Shiva, Ganesha & Co. …

ICH WERDE MIR ALLE MÜHE GEBEN, ZU ERKENNEN, WER MEINE KINDER WIRKLICH SIND, UND MICH IMMER WIEDER DARAN ZU ERINNERN, SIE ALS DIE ANZUNEHMEN, DIE SIE IN IHREM JEWEILIGEN ALTER SIND, STATT MICH VON MEINEN EIGENEN ERWARTUNGEN UND BEFÜRCHTUNGEN BLENDEN ZU LASSEN. INDEM ICH MICH DAZU VERPFLICHTE, MEIN EIGENES LEBEN VOLL ZU LEBEN UND DARAN ZU ARBEITEN, DASS ICH MICH SO SEHE UND ANNEHME, WIE ICH BIN, WIRD ES MIR AUCH LEICHTER FALLEN, MEINE KINDER SO ZU AKZEPTIEREN, WIE SIE SIND. SO KANN ICH IHNEN HELFEN, ZU WACHSEN UND IHR VOLLES POTENTIAL ALS EINZIGARTIGE WESEN ZU REALISIEREN.

Jon und Myla Kabat-Zinn

EINE KLEINE MANTRA-AUSWAHL

Sanskrit-Mantras begleiten mich immer und überall. Ich brauche keine festgelegte Zeit oder Räucherstäbchen, um mit den heilenden Klangschwingungen in Berührung zu sein. Ich singe sie beim Autofahren, beim Kochen und Aufräumen, vor und nach der Meditation. Meine Kinder habe ich mit Mantras in den Schlaf gesungen; nicht weil ich damit etwas Bestimmtes (außer Schlafen) bewirken wollte, sondern weil sie ein klingender Bestandteil meines Lebens sind.

DAS MANTRA DES FRIEDENS: OM SHANTI

Das international wohl bekannteste Mantra ist das Mantra *om shanti. Shanti* bedeutet Frieden. Gemeint ist nicht nur der Familien-, Nachbarschafts- und Weltfrieden, sondern auch unsere innere Seelenruhe, unser innerer Frieden. Inneres Gleichgewicht ist die unabdingbare Grundlage für friedliches Handeln in der Welt.

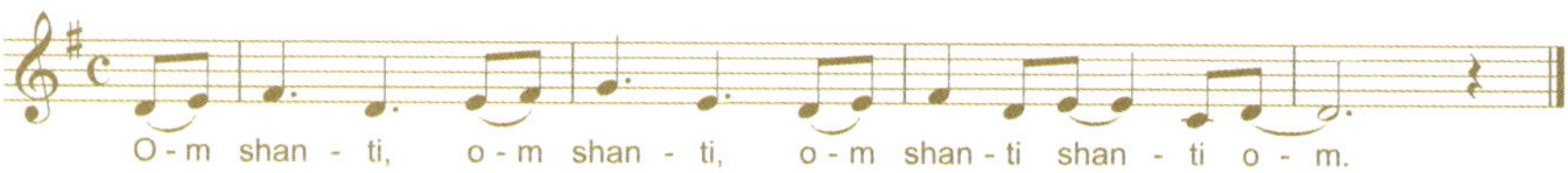

DAS MANTRA DES MITGEFÜHLS: LOKAH SAMASTAH SUKHINO BHAVANTU

Für alle, die *maitri* genau so lieben wie ich. »Mögen alle Wesen in allen Welten glücklich und frei sein! Mögen alle in Harmonie leben!«

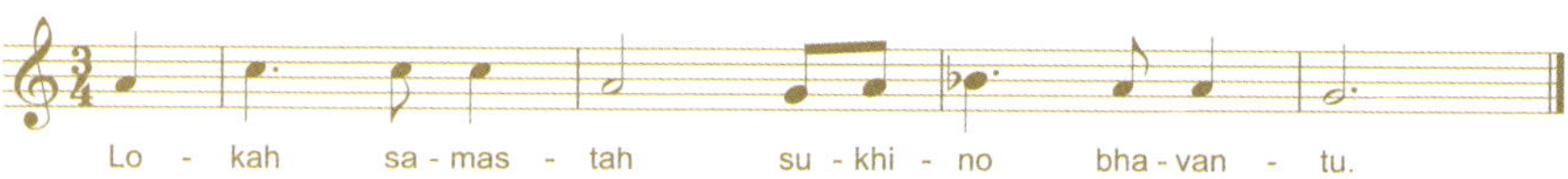

DAS MANTRA DER HEILUNG: OM NAMAH SHIVAYA

Einer der Klassiker im Yoga ist *om namah shivaya,* was so viel bedeutet wie »Ich verneige mich vor Lord Shiva« oder »Ich ehre Shiva«. Shiva heißt »der Gütige« oder »der Liebevolle«, »Ehrerbietung dem Gütigen«.

Das Mantra wird traditionell als starkes Heilmantra betrachtet und nicht nur gesungen, sondern auch während der Yoga-Meditation im Rhythmus des Ein- und Ausatmens still rezitiert. Wie du weißt, passt es für alle, die endlich mit ihrer Gesangskarriere beginnen möchten, so wie Michaela.

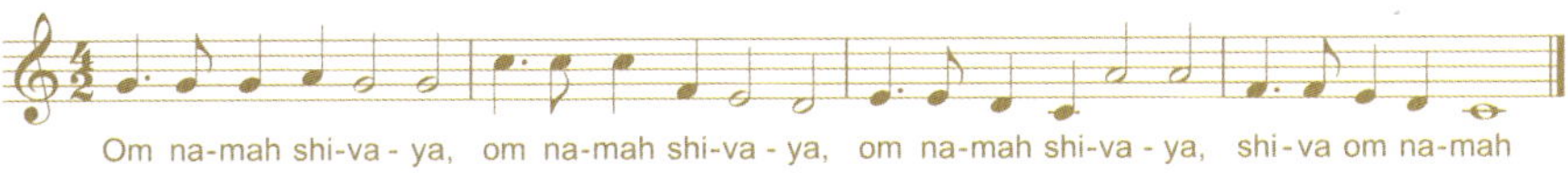
Om na-mah shi-va - ya, om na-mah shi-va - ya, om na-mah shi-va - ya, shi-va om na-mah

DAS SCHÖNE BLÜHT NUR IM GESANG.
Schiller

LIEDER ZUR GUTEN NACHT

Es lohnt sich, sie nicht zu vergessen: Die Lieder, die schon unsere Ur-Ur-Großeltern als Baby sanft in den Schlaf gewiegt haben, die von Generation zu Generation weiter gesungen wurden. Diese Lieder sind die klingend-tönende Verbindung zu unseren Vorfahren.

In vielen asiatischen Traditionen gibt es Rituale, die im Alltag durchgeführt werden, um an die Vorfahren zu erinnern. In fast allen Häusern steht ein Altar für die Ahnen, der täglich mit frischen Blumen versorgt und gepflegt wird, auf dem Räucherstäbchen glühen und vor dem gebetet wird. Dort wird Rat geholt, auf eine Eingebung gehofft und vor wichtigen Lebensentscheidungen um wohlwollenden Segen gebeten.

Für die meisten von uns sind unsere Vorfahren jenseits der Großelterngeneration (heißt Ur-Großeltern und weiter zurückliegende Generationen) überhaupt nicht mehr im Alltag präsent, und selbst die Elterngeneration ist oft weit weg. Das meine ich durchaus auch räumlich, nicht nur sozial.

Meine alte Schulfreundin Sonja, die sehr unter der unerbittlichen Strenge ihres Vaters und dem abgrundtiefen Pessimismus ihrer Mutter und ihrer Oma sowie der scheinbaren Perfektion ihres gleichaltrigen Cousins gelitten hat, lehnte bewusst alles ab, was sie auch nur im Entferntesten an die Familie erinnerte. Keine Weihnachtsfeier, kein Ostseeurlaub, niemals BMW fahren. An ihrem 18. Geburtstag verkündete sie feierlich: »Mit denen will ich nichts mehr zu tun haben. Verwandte werden einem ja aufgezwungen. Meine Freunde suche ich mir wenigstens selber aus.« Ganz so streng sieht Sonja das heute nicht mehr, aber die Gute-Nacht-Märchen ihrer Oma kommen ihr dennoch nicht ins Haus (ihre Oma und Eltern hingegen schon ...). Doch, ob es Sonja passt oder nicht, wir sind nun mal alle ausnahmslos eine Fortführung unserer Vorfahren, sowohl biologisch, als auch, zumindest einige Jahre lang, in sozialer Hinsicht. Wenn es uns sehr schwerfällt, mit dieser Tatsache zu leben, hat der Zen-Meister Thich Nhat Hanh einen schönen Rat für uns, wie wir unsere Verwandten betrachten können. Sie »haben uns viele gute Samen übertragen, aber ebenso auch viele negative. Es liegt an uns, so zu praktizieren, dass wir die positiven Samen stärken und die negativen Samen schwächen und transformieren.«

Oft ertappen wir uns dabei, im Umgang mit unseren Kindern genauso zu klingen wie unsere Mutter oder unser Vater, auch wenn wir irgendwann vor Jahren, vielleicht als unsere Kinder noch nicht einmal geboren waren, entschieden haben, dass wir dies auf gar keinen Fall möchten. Wir machen es anders. Natürlich besser! Wenn wir in die bekannten Muster rutschen, die wir eigentlich nicht wollen, so liegt es daran, dass **»Gewohnheitsenergien«**, wie Thich Nhat Hanh sie nennt, von Generation zu Generation weitergegeben werden. Es gibt nur eine Möglichkeit, ihnen zu entkommen: Sich ihrer bewusst werden und sich selbst ändern.

»Hallo, liebe Gewohnheitsenergie. Ich seh' dich!«. Achtsamkeit üben und ausbauen, Meditation vertiefen, um dann im entscheidenden Moment inne zu halten. Reflexion. Einatmen. Ausatmen. Änderung. Neue Verhaltensweise.

Es ist tatsächlich erlernbar. Das ist Buddhas Übungspraxis. Wir haben eine Wahl. Wir sind frei – wenn wir wollen – und üben ... und spielen ... und üben.

Gehen wir so mit unserem Erbe um, arbeiten wir täglich daran, alles Negative zu verwandeln und alles Positive zu stärken, dann können wir uns auch wieder ohne bitteren Beigeschmack mit unseren Vorfahren verbinden. Dann müssen wir nicht mehr wegschauen und können auch ihre Lieder, Märchen und Rituale wieder in unser Leben lassen. Wertvolles Kulturgut kann so wieder einen angemessenen Platz in unserem Herzen einnehmen und hat bestimmt in der einen oder anderen Situation einen wertvollen Rat oder eine tiefe Weisheit für uns parat.

Vielleicht bewegt es etwas in dir, wenn du dein Herz ab und zu für diejenigen öffnest, die zwar vielleicht nicht mehr mit uns auf der Erde leben, aber dennoch ein Teil von dir sind.

Tauchen wir ein in den Lebensstrom: Singen wir ihre Lieder und geben sie freudvoll und offenen Herzens an unsere Kinder weiter!

»DIE ERDE LIEBT UNS. SIE FREUT SICH, WENN SIE UNS SINGEN HÖRT.«

Weisheit der Blackfoot-Indianer

EINE KLEINE SCHLAFLIEDAUSWAHL

WEISST DU, WIE VIEL STERNLEIN STEHEN?

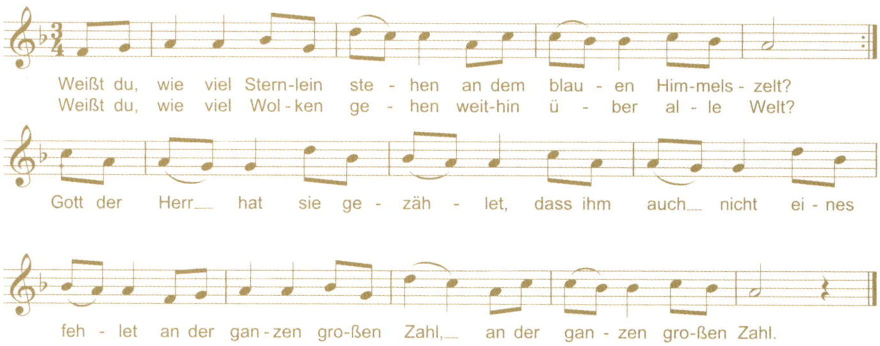
Weißt du, wie viel Stern-lein ste - hen an dem blau - en Him-mels - zelt?
Weißt du, wie viel Wol - ken ge - hen weit-hin ü - ber al - le Welt?
Gott der Herr hat sie ge - zäh - let, dass ihm auch nicht ei - nes
feh - let an der gan - zen gro-ßen Zahl, an der gan - zen gro-ßen Zahl.

[...]

Weißt du, wie viel Kinder schlafen,
heute Nacht im Bettelein?
Weißt du, wie viel Träume kommen
zu den müden Kinderlein?
Gott, der Herr, hat sie gezählet,
dass ihm auch nicht eines fehlet,
kennt auch dich und hat dich lieb,
kennt auch dich und hat dich lieb.

[...]

Wilhelm Hey (1837)

WER HAT DIE SCHÖNSTEN SCHÄFCHEN?

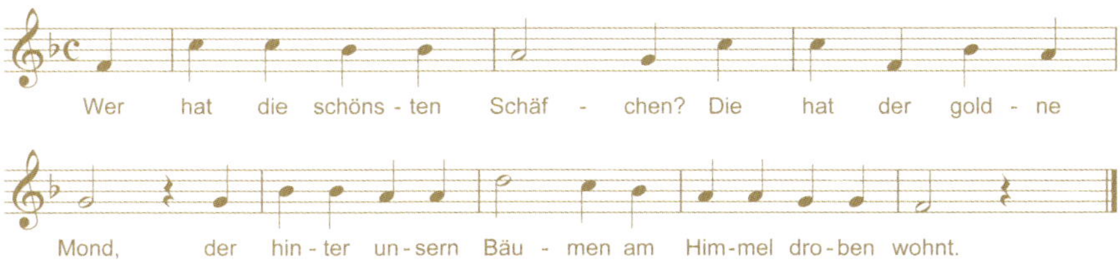
Wer hat die schöns - ten Schäf - chen? Die hat der gold - ne
Mond, der hin - ter un - sern Bäu - men am Him - mel dro - ben wohnt.

Er kommt am späten Abend,
wenn alles schlafen will,
hervor aus seinem Hause
zum Himmel leis' und still.

Dann weidet er die Schäfchen
auf seiner blauen Flur,
denn all die weißen Sterne
sind seine Schäfchen nur.

Sie tun sich nichts zuleide,
hat eins das andre gern,
und Schwestern sind und Brüder
da droben Stern an Stern.

[...]

August Heinrich Hoffmann von Fallersleben (1830)

Zeit für Meditation

Dieses Kapitel widmet sich der »yogischen Königsdisziplin«, der Meditation. Nach einführenden Erzählungen folgen konkrete Anleitungen zur Stille und Achtsamkeitspraxis. Dies ist der stille Abschluss des Abendrituals.

Nimm dir etwas Zeit, um dich ganz und gar im gegenwärtigen Moment zu verankern, vorbehaltlos die Dinge anzunehmen, die gerade erfahrbar sind, und tief zu schauen. Schenke dir Einsicht.

DIE STILLE

Der »Gute-Nacht-Kuss der Stille« markiert einen wichtigen Übergang. Er versiegelt alles Singen und Sprechen. Er signalisiert deinem Kind, dass es jetzt einschlafen darf, dass es nichts mehr verpassen wird, dass deine Zeit der Meditation gekommen ist. Eine Zeit, die dir heilig ist. An der dein Kind teilhaben darf, weil du im gleichen Raum bleibst, an der es teilhaben darf, weil du sein Einschlafen behütest, die aber nicht mehr von ihm mitgestaltet wird.

Du sitzt allein, am besten ohne Körperkontakt zu deinem Kind. In einer Sitzposition, in der du die Wirbelsäule mühelos aufgerichtet halten kannst. Das mag auf einem Stuhl sein, auf einem Meditationskissen oder einfach auf dem Boden.

»DAS BESTE IST DIE TIEFE STILLE, IN DER ICH GEGEN DIE WELT LEBE UND WACHSE UND GEWINNE, WAS SIE MIR MIT FEUER UND SCHWERT NICHT NEHMEN KÖNNEN.«

Goethe

Einmal abends, als ich neben meinem einschlafenden Kind saß und eigentlich meinen Lieblingsmeditationssitz einnehmen wollte, war ich so müde, dass ich mich dazu überhaupt nicht mehr aufraffen konnte. Aber es war auch noch keine Zeit, um den Raum zu verlassen, denn mein Liebes erwartete ja, dass ich noch eine Weile bei ihm sitzen würde. Da legte ich mich auf den Boden, in *shavasana,* die liegende Entspannungshaltung des Yoga: Rückenlage mit hüftbreit geöffneten Beinen. Mit Armen, die bequem neben dem Körper ausruhen, mit zum Himmel geöffneten Handflächen. Das Sanskritwort *shava* bedeutet übersetzt Leiche, was auf die absolute Bewegungslosigkeit in der Haltung hinweist. Ich war völlig bewegungslos ... und als ich wieder aufwachte, war mindestens eine halbe Stunde vergangen. Wie ich so schnell einschlafen konnte, obwohl ich ganz präsent sein wollte? Ich war einfach völlig erledigt. Von einer Lebensphase mit »viel-zu-viel-um-die-Ohren«, einer Woche mit gefühlt 100 Terminen, mit viel zu viel Unerledigtem und einem Tag, an dem das abendliche *shavasana* die erste Minute war, in der ich nichts tat. Müdigkeit killt Meditation.

Lösung: Erstmal ausruhen! Besser um mich kümmern! Ich traf an jenem Abend eine Entscheidung, auf die ich heute noch stolz bin: Das kommende Wochenende gehört nur mir. Manchmal, wenn man solche spontanen Dinge aus ganzem Herzen beschließt, fügt sich alles drum herum. Es sollte so ein: Die Mädels kamen gut bei Freunden unter, meinen samstäglichen Yogaunterricht übernahm spontan eine Freundin, mein Mann fand die Idee einer sturmfreien Bude mit unserem Ältesten auch verlockend, und das buddhistische Kloster, das nur eine knappe Autostunde entfernt, ruhig und abgeschieden liegt, hatte noch ein Einzelzimmer für mich frei. Freitagabend bis Sonntagmittag. Es gibt ein Paradies auf Erden! Ich ganz allein, kenne niemanden um mich herum, und es gibt kein Programm. Nicht einmal ein Yogaseminar, keinen vorab gebuchten Meditationsworkshop, nur das offene Klosterprogramm – wenn ich mag. Wenn nicht, dann nicht. Und das Ganze so greifbar.
55 Minuten mit dem Auto, um genau zu sein. Nicht Sri Lanka. Odenwald! Freitagabend, nach dem köstlich-veganen Abendessen und einer

kurzen Meditation, war ich um 20 Uhr im wohligen Tiefschlaf in einem wunderbar weichen Klosterbett (Askese auf dem Fußboden war gestern). Samstagmorgen: Meditation, Frühstück, Schlafen, Mittagessen, Schlafen, Spaziergang, Kuchenessen, Spaziergang, Abendessen, lange Meditation, Schlafen. Sonntagmorgen: Lange Meditation, Frühstück, lange Meditation, Heimweg. Alle Akkus voll!

Ich habe ein schönes Souvenir aus dem Kloster mitgebracht. Eine Postkarte mit einer ruhenden Katze drauf und einem Zitat des Zen-Meisters Linji *»Nothing to do. Nowhere to go.«*, und immer, wenn ich die Karte zu Hause erblicke, weiß ich, dass es sie gibt, diese Momente, nirgendwo hinzumüssen und nichts zu tun zu haben. Momente der Stille, der Meditation. Aber jetzt meine Entdeckung: Diese Momente sind nicht nur in der klösterlichen Auszeit möglich, sondern auch zu Hause, immer mal wieder zwischendurch, auch abends neben dem Bett der Kinder. Denn in diesen 15 Minuten der Meditation habe ich wirklich nichts zu tun und muss wirklich nirgendwo hin. Wie könnte ich auch. Meine Kinder verlassen sich da auf mich.

Meister Linji, der diesen für mich revolutionären Satz *»Nothing to do. Nowhere to go.«*, geäußert hat, war ein berühmter Zen-Meister, der im 9. Jahrhundert in China eine eigene Schule begründete. Seine Lehren, oft nicht einfach zugänglich und eher schroff formuliert, wurden von seinen Schülern dokumentiert und sind gut erhalten. Sie inspirieren auch heute noch viele seiner Zen-Schüler ... und auch mich.

Zen ist das japanische Wort für Meditation; in Sanskrit heißt Meditation *dhyana*. Meditationsanleitungen gibt es wie Sand am Meer. Viele unterschiedliche Ansätze werden geübt und genau so unterschiedlich sind die Intentionen der Übenden. Ich habe Menschen getroffen, die Meditation geübt haben, um endlich zur Ruhe zu kommen, und solche, die mehr über sich erfahren wollten. Menschen, die sich nach Frieden sehnten und ihn fanden, und solche, die sich von einer schweren Krankheit erholen mussten. Und dann gibt es da noch »Keshava«. Der langmähnige schwarz-gelockte Keshava hieß eigentlich Martin, bevor ein indischer Guru ihm seinen spirituellen Namen verliehen hat.

Dieser bedeutet sinnigerweise so viel wie derjenige, der wunderschönes Haar besitzt und der, der überall ist! Die Namensgebung fand in Nordindien statt, in Rishikesh, um genau zu sein, denn Keshava reist jedes Jahr monatelang durch Indien, barfuß. Echt. Und immer, wenn ihm das Geld ausgeht, besorgt er sich mit den letzten Rupien ein Flugticket, das ihn über mehrere Stationen mit Billigfliegern zurück nach Frankfurt bringt. Dann besucht er seine Familie und arbeitet anschließend in Ganeshas Garten, das ist das indische Restaurant bei uns um die Ecke, in dem wir Keshava kennen gelernt haben. Er jobbt dort in der Küche, so lange, bis er wieder genug Geld verdient hat und nach Indien fliegen kann. Das geht nun schon fünf Jahre so und Arjuna, der Inhaber des Restaurants, schimpft jedes Mal so, dass er rot wird, wenn Keshava wieder das Fernweh packt. Dann droht er ihm, ihn nie wieder in sein Restaurant zu lassen, doch stellt er ihn jedes Mal mit Kusshand wieder ein, sobald er sonnengebräunt und mit schwieligen Füßen aus Indien auftaucht. Warum

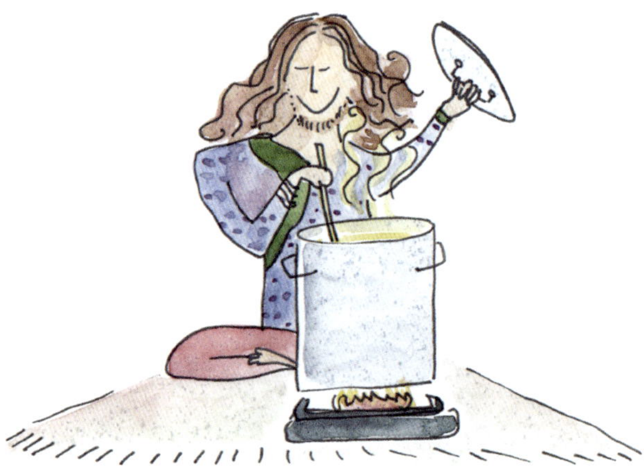

Keshava meditiert? Jeden Tag, stundenlang? Weil er so gern außerhalb seines Körpers durch Wände schwebt und nebenbei in anderen als uns zugänglichen Sphären Geheimnisse der Menschheit erkundet. Vielleicht stimmt das. Göttlich kochen kann er allemal. Aber nun *back to earth.*

»Meine« Meditation, größtenteils von Buddha geliehen, ist dagegen eher schlicht – eröffnet aber Welten. Innenwelten. Lebenswelten. Zu kryptisch? Okay, ganz konkret: Es geht zuallererst darum, anzukommen bei dem, was jetzt und hier gerade ist. Mein Atem, mein Körper, die Umgebung, die Menschen um mich herum. Jede **Achtsamkeitspraxis** beginnt damit anzukommen. Anzukommen im gegenwärtigen Augenblick, um bei uns selbst anzukommen.

WIR ALLE NEIGEN DAZU, UNS KÖRPERLICH UND GEISTIG ABZUQUÄLEN. WIR GLAUBEN, GLÜCK KÖNNE ES NUR IN DER ZUKUNFT GEBEN. DESHALB IST DIE ÜBUNG »ICH BIN ANGEKOMMEN« VON SO GROSSER BEDEUTUNG. DIE ERKENNTNIS, DASS WIR BEREITS ANGELANGT SIND, DASS WIR NICHT NOCH WEITER REISEN MÜSSEN, DASS WIR BEREITS HIER SIND, KANN UNS FRIEDEN UND FREUDE GEBEN. DIE VORAUSSETZUNGEN FÜR UNSER GLÜCK SIND BEREITS AUSREICHEND VORHANDEN, WIR BRAUCHEN UNS NUR ZU ERLAUBEN, GANZ IN DER GEGENWART ZU STEHEN, UND WIR WERDEN SIE BERÜHREN.

Thich Nhat Hanh

MEDITATION ZUR GUTEN NACHT: NOTHING TO DO. NOWHERE TO GO.

Verweile mit jedem Satz so lange, bis du dort wirklich mit deinem ganzen Bewusstsein angekommen bist. Erst dann gehe zum nächsten Satz über.

»Schließe die Augen.
Sitze aufrecht und dabei entspannt.
Sitze ausbalanciert, in deiner Mitte.
Nimm deinen Atem wahr.
Jeder Atemzug fließt völlig bewusst.
Jeder Atemzug entspannt deinen Körper ein wenig mehr.«

So übe weiter. Atem spüren. Körper entspannen. Ankommen. Zunächst fünf Minuten, mit der Zeit zehn Minuten und vielleicht irgendwann eine halbe Stunde.

ZUM ABSCHLUSS

»Nimm einen tiefen bewussten Atemzug.
Spüre deinen ganzen Körper – völlig entspannt – völlig ruhig.
Spüre den Raum, in dem du sitzt.
Spüre den Frieden dieser Situation.
Spüre dein Herz.
Spüre die Liebe in deinem Herzen.
Schenke dir diese Liebe.
Spüre dein Kind in deiner Nähe.
Dieses Kind ist ein Wunder!
Du bist ein Wunder!

Euer Zusammensein ist ein Wunder!
Das Wunder der Liebe.
Atme, spüre, genieße!
Namasté.«

... verlasse den Raum auf leisen Sohlen – aber nicht, ohne vorher achtsam die Kerze, die du beim Goldtröpfchen-Ritual angezündet hast, auszupusten!

AUCH UNSER GEIST BENÖTIGT RUHEPAUSEN. DER SCHLAF VERSCHAFFT SIE IHM NICHT. ERHOLEN KANN SICH DER GEIST LEDIGLICH IN DER ZEIT, DA ER ZU DENKEN AUFHÖRT UND IN BLOSSER ERFAHRUNG VERWEILT.

Ayya Khema

DEN TAG ACHTSAM ABSCHLIESSEN

Jetzt noch ein Buddha-Tipp zu Abschluss: Führe deine Achtsamkeitspraxis entspannt und mit friedlichem Geist fort. Jeden Schritt bewusst wahrnehmend kannst du jetzt Richtung Küche gehen, die Spülmaschine einräumen und danach die schlammigen Hosen deiner Räuberkinder in die Waschmaschine stopfen, äh nein, sie sorgsam hineinlegen.

»Einatmend fülle ich das Waschmittel in die Schublade.
Ausatmend schließe ich die Schublade.
Einatmend stelle ich den Temperaturregler auf 60 Grad,
ausatmend drücke ich den Start-Knopf.«

Danach in fließenden Bewegungen deine Bluse fürs Kickoff-Meeting morgen früh bügeln.

»Ich spüre beim Bügeln den stabilen Kontakt
meiner Füße mit dem Boden.«

Genieße! Deine Ur-Oma hätte sich über diese Spülmaschine, diese Waschmaschine und dieses Bügeleisen gefreut wie eine Schneekönigin. Oder? Perspektivenwechsel. Dankbarkeit?

Setze deine Arbeitsmeditation in ruhigen Bewegungen fort. Den Atem spürend kannst du deine Mails checken und üben, dich nicht vom weiten Netz gefangen nehmen zu lassen. Jeder Mausklick absolut bewusst, völlig entspannt. Nur so viele Klicks wie nötig, um die anstehende Aufgabe zu erledigen. Spüren. Entspannen.

Solltest du zu den Organisationtalenten gehören, die schon alle Familien-Management-Pflichten erledigt haben, bevor die Kinder schlafen, kannst du nun Gehmeditation praktizieren: Jeden einzelnen Schritt bewusst spürend, mit ruhigem Geist gelassen Richtung Bad gehen. Es ist nämlich so: Wer immer achtsam seine Zähne putzt, braucht künftig den Zahnarzt nicht mehr zu fürchten!

Wenn du dich während der alltäglichen Verrichtungen immer wieder darin übst, dich ganz im Augenblick zu verankern und im bewussten Wahrnehmen zu bleiben, wirst du dort über kurz oder lang eine (neue) Freundin finden: die Zufriedenheit. Zufrieden und friedlich geht es nun Richtung Bett, wo noch eine kalorienfreie Belohnung auf dich wartet: die Inspiration. Vielleicht ein Yogabuch? Das Buch eines Meditationslehrers? Das Buch einer weisen Frau?

Auf dem kleinen Tisch neben meinem Bett liegen meistens drei oder vier Bücher, die mich in meiner Yoga- und Meditationspraxis inspirieren. Ich lese sie nicht chronologisch, sondern schlage allabendlich einfach irgendeine Seite irgendeines Buches auf. Es ist immer die richtige! Manchmal, nach einem Tag mit fast angebrannten Bratkartoffeln, kunstvoll bemaltem Esstisch, nur knapp erledigten Französisch-Hausaufgaben und Streit unter den Kindern falle ich abends ins Bett und lese genau einen Satz. Mehr schaffe ich nicht. Nur einen einzigen Satz. Aber dieser Satz unterstützt mich dabei, die Dinge des Alltags mit mehr Abstand zu betrachten. Anzukommen in der Gegenwart, Zugang zu finden zur inneren Stille und dann friedlich einzuschlafen.

Dies brachte mich auf die Idee, als Belohnung für dich, nachdem du dein(e) Kind(er) mit Yoga und Entspannung sanft in den Schlaf begleitet hast, 28 Inspirationskarten in dieses Buch aufzunehmen. Die Karten enthalten einen Satz. Oder ein Wort. Sie sind wie ein kleines Boot, das dich zur Insel der Stille hinüber schippert.

Du weißt ja: Die Insel der Stille befindet sich in deinem Herzen und ist deshalb überall da zu finden, wo du bist. Du kannst jederzeit eintreten. Wo auch immer du bist, was auch immer du tust.

Die innere Stille ist unser wahres Zuhause:
There is no place like home!

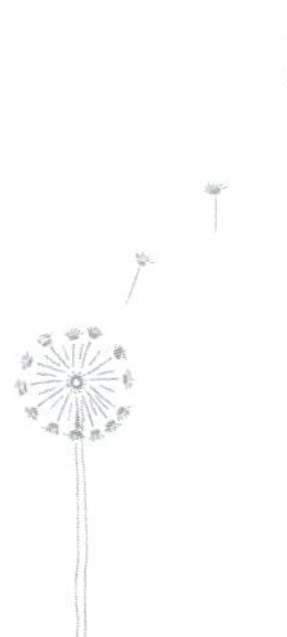

QUELLENVERZEICHNIS

Seite 16: Virginia Woolf, «Virginia Woolf's diary of Thursday 23 June 1927», S. 121 ff. (c) Harvest Books, San Diego, New York, London, 1981.

Seite 19: Buddhistische Legende, zitiert nach Claudia Rinke, «Kinder sprechen mit dem Dalai Lama», S. 53, © Verlag C. H. Beck, München, 2015.

Seite 21: Thich Nhat Hanh, «Achtsamkeit mit Kindern», S. 51, © Nymphenburger Verlag, München, 2012.

Seite 21: Tibetisches Sprichwort, zitiert nach Matthieu Ricard, «Das Geheimnis einer glücklichen Seele: Positive Psychologie in der Praxis», S. 108, © Scorpio Verlag, München, 2015.

Seite 26: Joe Cocker, «The Simple Things» aus dem Album «Have a Little Faith», © Parlophone UK, 1994.

Seite 27: Jiddu Krishnamurti zitiert nach Isabelle Fillozat «Das Geheimnis einer glücklichen Seele: Positive Psychologie in der Praxis», S. 47, © Scorpio Verlag, München, 2015.

Seite 29: Swami Sivananda, «Sadhana Tattva», Webseite: http://sivanandaonline.org/public_html/?cmd=displaysection&section_id=1705, © The Divine Life Society, 2011.

Seite 46: Mahatma Gandhi zitiert nach Yoga Wiki, «Namaste», Webseite: http://wiki.yoga-vidya.de/Namaste, © Yoga Vidya e.V., 2015.

Seite 49: Die Zauberformel «Hokus Pokus Asana» ist inspiriert vom Titel des Buches «Hokus Pokus Asana». Petra Proßowsky, «Hokus Pokus Asana. Yogaspiele für jeden Monat des Jahres.», © Aurum in J. Kamphausen Verlag & Distribution GmbH, Bielefeld, 2008.

Seite 61: Buddhas Lehrreden: Palikanon, Khuddaka-Nikaya (Sammlung der kurzen Lehrreden), Buch Sutta-Nipata. IX. Die Liebe - Metta-Suttam. www.palikanon.com.

Seite 62: Jack Kornfield, «Nach der Erleuchtung Wäsche waschen und Kartoffeln schälen – Wie spirituelle Erfahrung das Leben verändert», S. 238, © Goldmann Verlag, München, 2010.

Seite 63: Dalai Lama, «Der Weg zum Glück – Sinn im Leben finden», S. 18, © Herder, Freiburg im Breisgau, 2002.

Seite 65: Jack Kornfield, «The Wise Heart – A Guide to the Universal Teachings of Buddhist Psychology», S. 397, © Bantam Books, New York, 2008.

Seite 67: Dalai Lama, «So einfach ist das Glück», S. 144, © Verlag Herder, Freiburg im Breisgau, 2004.

Seite 70: Silbermond, «Krieger des Lichts» aus dem Album «Nichts passiert», © Sony Music Entertainment Germany GmbH, 2009.

Seite 88: Die Bewegungsfolge im Mondgruß ist inspiriert von «Die acht Bewegungsrichtungen der Wirbelsäule» aus Anna Trökes «Das große Yoga-Buch», S. 58 f, © Gräfe und Unzer Verlag GmbH, München, 2000.

Seite 88: Das Mond-Gedicht ist von Daniela Heidtmann verfasst, jedoch inspiriert von Petra Proßowsky «Hokus Pokus Asana. Yogaspiele für jeden Monat des Jahres.», S. 190 ff. © Aurum in J. Kamphausen Verlag & Distribution GmbH, Bielefeld, 2008.

Seite 91: Matthias Claudius, «Der Mond ist aufgegangen», 3. Strophe aus «Wiegenlieder», © Carus-Verlag, Stuttgart, 2009.

Seite 95: Das Goldtröpfchen-Gedicht habe ich im Waldorfkindergarten kennengelernt. Leider konnte mir bisher niemand sagen, wer es verfasst hat. Für Hinweise bin ich dankbar.

Seite 109: Ernst Ferstl, Webseite: www.gedanken.at, Abdruck mit freundlicher Genehmigung durch Ernst Ferstl.

Seite 111: NT Mt 19,3, «Die Bibel», Einheitsübersetzung der Heiligen Schrift. Altes und Neues Testament., © Pattloch Verlag, München,1992.

Seite 111: NT Lk 4,40, «Die Bibel», Einheitsübersetzung der Heiligen Schrift. Altes und Neues Testament., © Pattloch Verlag, München,1992.

Seite 112: Thich Nhat Hanh, «Im Hier und Jetzt zuhause sein», S. 110, © Verlag Herder GmbH, Freiburg im Breisgau, 3. Auflage 2013.

Seite 117: Jon und Myla Kabat-Zinn, «Achtsamkeit. Mit den Kindern wachsen.», S. 150 f. © Verlag Herder, Freiburg im Breisgau, 2000.

Seite 118: «Om shanti»: Melodie von Annika Diehl und Daniela Heidtmann.

Seite 118: «Lokah samastah sukhino bhavantu»: Diese Melodie habe ich im Haus Yoga Vidya in Bad Meinberg kennengelernt. Leider konnte mir bisher niemand sagen, wer sie komponiert hat. Für Hinweise bin ich dankbar.

Seite 119: «Om namah shivaya»: Diese Melodie habe ich im Nordsee-Seminarhaus von Yoga Vidya kennengelernt. Leider konnte mir bisher niemand sagen, wer sie komponiert hat. Für Hinweise bin ich dankbar.

Seite 119: Johann Christoph Friedrich von Schiller, «Der Antritt des neuen Jahrhunderts», 4. Vers der letzten Strophe, 1801.

Seite 120: Thich Nhat Hanh, «Im Hier und Jetzt zuhause sein», S. 144, © Verlag Herder GmbH, Freiburg im Breisgau, 3. Auflage 2013.

Seite 121: Gesang der Blackfoot bei der Öffnung des Bibermedizinbündels zitiert nach Frederik Hetmann, «Das große Buch der Indianer-Märchen», S. 284, © Königsfurt-Urania Verlag GmbH, Krummwisch bei Kiel, 2013.

Seite 122: «Weißt du, wie viel Sternlein stehen»: Melodie: Volksweise seit 1809, «Wiegenlieder», S. 48, © Carus-Verlag, Stuttgart, 2009. Text: Originaltext von Wilhelm Hey, Adaption zu finden auf der Webseite http://www.kinder-wollen-singen.de/content/wei%C3%9Ft-du-wieviel-sternlein-stehen.

Seite 123: «Wer hat die schönsten Schäfchen»: Melodie: Johann Friedrich Reichardt. Text: Hoffmann von Fallersleben, «Wiegenlieder», S. 24, © Carus-Verlag, Stuttgart, 2009.

Seite 125: Johann Wolfgang von Goethe, «Tagebuch» 13.5.1780, ErgBd 2,103.

Seite 129: Thich Nhat Hanh, «Zeiten der Achtsamkeit», S. 86, © Freiburger Graphische Betriebe, Freiburg im Breisgau, 6. Auflage 2001.

Seite 131: Ayya Khema, «Die Ewigkeit ist jetzt. Frieden finden durch die Lehre Buddhas.», S. 13 f. © O.W. Barth Verlag, Frankfurt am Main, 2008.

Seite 139: Freie Übersetzung von Mahatma Gandhi, VOL 13, Ch 153, General Knowledge About Health; S. 241, Printed in the Indian Opinion on 9/8/1913 From The Collected Works of M.K.Gandhi; published by The Publications Division, New Delhi, India.

DANKE!

Viele engagierte Menschen waren am Entstehungsprozess dieses Buches beteiligt.

Mein besonderer Dank gilt meiner Verlegerin Dr. Judith Schulz und dem Highline Verlag. Liebe Judith, ohne deine Vision, deinen Mut und dein Know-How gäbe es dieses Buch nicht. *It's Buddha Time* war von Anfang an unser gemeinsames Herzensprojekt. Die Idee entstand nach dem Yoga-Unterricht, die Grobstruktur und das Konzept der 28 Inspirationskärtchen bei unserem Wochenend-Retreat in »Buddhas Weg«, Entwürfe für das Cover auf der Picknickdecke, der Titel beim Kochen. Danke für all die kreativen Glücksmomente im letzten Jahr.

Meine langjährige Freundin Karolin Huschak, die ich seit der Yogalehrerausbildung kenne, hat dieses Buch intensiv inhaltlich begleitet und mir viel Erfahrung, Gespür und Wissen für die Entwicklung der Praxisteile geschenkt. In stundenlanger, gemeinsamer Arbeit, die sich überhaupt nicht wie Arbeit angefühlt hat, wählten wir gemeinsam Asanas aus, übten sie mit und ohne Kinder, veränderten Abfolgen, machten uns viele Gedanken – von A wie Asanas über L wie Liebe bis Z wie Zuversicht. Meine liebe Karo, unsere wöchentliche Yoga- und Meditationszeit soll noch jahrzehntelang weitergehen. So viel Praxis, so viel Flow, so viel Inspiration. *Namasté.*

Sehr dankbar bin ich für die wundervollen Illustrationen von Teresa Heilmann, Maren Engel und Lara Schmelzeisen. Liebe Lara, ich musste so sehr über deine Familien-Chaos-Bilder lachen. Danke, dass du meinen Wörtern so passende Gestalt gegeben hast. Liebe Maren, du hast für jeden meiner Kärtchen-Texte ein neues Bild entworfen, bei dem keines

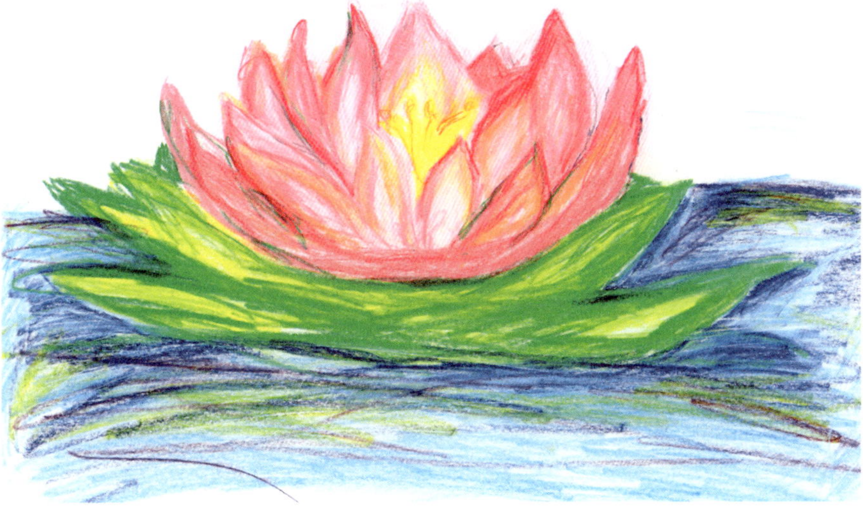

dem anderen gleicht. So ist eine wunderschöne Vielfalt entstanden. Mit deinen Handletterings hast du mir einen großen Wunsch für dieses Buch erfüllt und warst zudem mit vielen liebevollen kleinen Zeichnungen und wundervollen Zen-Kreisen über viele Monate kontinuierlich im künstlerischen Einsatz. Vielen Dank dafür. Liebe Teresa, unsere ausgiebigen Yoga-Anatomie-Studien waren auch für mich sehr lehrreich und es war eine Freude, so intensiv mit dir zu arbeiten. Meine Hoffnung war von Anfang an, dass die Aquarelle präzise und stimmungsvoll zugleich werden. Wie das gehen sollte, konnte ich mir nicht vorstellen, aber dass es möglich ist, zeigt jedes deiner Bilder. Die Tiefe deiner Kunst berührt mich immer wieder aufs Neue. Danke für die vielen Stunden, in denen du Yoga-Asanas, und mit ihnen viele verschiedene Menschen, auf dem Papier lebendig gemacht hast.

Meine Yoga-Lehrerinnen und -Lehrer haben mir Türen zu jahrtausendealten Weisheiten geöffnet. Von Herzen danke ich: Martina Weickel, die mich mit der Welt des Klassischen Yoga vertraut gemacht hat. Sita Gottschalk, die mich Sivananda Yoga und Iyengar Yoga lehrte, meine Liebe zum Mantrasingen erweckt hat, und mit der ich die Faszination für Rudolf Steiners Pädagogik teile. Kati und Adriaan van Wagensveld, die mich in Vipassana-Meditation und Buddhas Satipatthana Sutra eingeführt haben.

Für die kontinuierliche Begleitung meines Buches mit viel Sprachgefühl, Gestaltungsvorschlägen und Strukturblick danke ich Angela Barth.

Kerstin Möller hat aus Text und Illustrationen ein wirkliches Buch gemacht. Vielen Dank für das besondere Layout und die Gestaltung des Covers!

Inhaltliche Ergänzungen und Änderungen habe ich nach dem intensiven Lektorat von Dr. Reinhold Schmitt und Dr. Regina Schober vorgenommen. Herzlichen Dank, dass ihr mir eure Text-Expertise geliehen habt.

Für pädagogische Ratschläge danke ich Frauke Lettnin; bei allen musikalischen Bestandteilen des Buches standen mir Annika und Frederik Diehl zur Seite. Vielen Dank für eure Unterstützung!

Außerdem möchte ich mich für viele Stunden Probe- und Korrekturlesen sowie wertvolle Schreibhinweise bedanken bei Renate Schulz, Christin Recker, Angela Barth, meinen Eltern, Lena Schwarz und Werner Mayer.

Ein letztes Dankeschön an alle Asana-Testerinnen und Models für die Illustrationen: Lenya und Karolin Huschak, Lilien und Mailin Heidtmann, Bernhard Jezewski. Wir hatten so viel Spaß!

Ein großes Team – ein noch größerer Dank.

»Happy sattva«, Daniela.

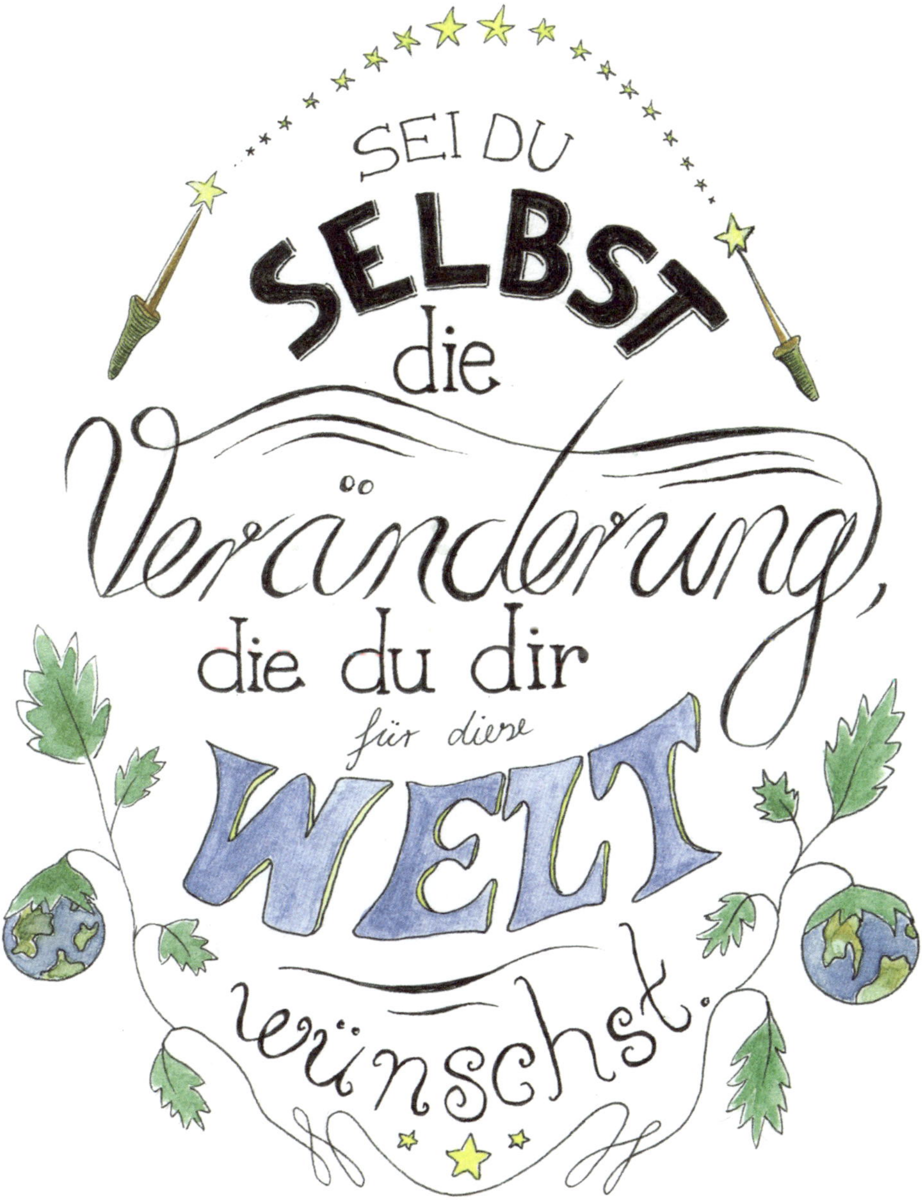
SEI DU
SELBST
die
Veränderung,
die du dir
für diese
WELT
wünschst.

FREI NACH GANDHI

IMPRESSUM

Liebe Leserin, lieber Leser,
vielen Dank, dass du dich für unser Buch entschieden hast. Wir freuen uns, deine Meinung zu diesem Buch zu erfahren. Bitte schreibe uns an schulz@highline-verlag.de.

Originalausgabe - 1. Auflage
Veröffentlicht im Highline Verlag, Juli 2017
Inhaberin: Dr. Judith Schulz, Eichholzer Straße 19, 51580 Reichshof-Heischeid

www.highline-verlag.de
ISBN: 978-3-946865-00-1

It's Buddha Time. Mit Yoga die Kinder glücklich ins Bett und endlich Stille für mich. Von Dr. Daniela Heidtmann (Autorin)
Projektleitung: Dr. Judith Schulz
Illustrationen: Asana- und Natur-Aquarelle, Teresa Heilmann, Mannheim, teresa.heilmann@me.com
Illustrationen: 28 Inspirationskarten, Handletterings, kleine Illustrationen, Zenkreise, Maren Engel, Mannheim, www.marenengel.de
Illustrationen: Familien-Chaos-Bilder, Lara Schmelzeisen, Heidelberg, www.schnups.eu
Illustration: Lotus in Danksagung, Dr. Judith Schulz, Reichshof-Heischeid
Lektorat: Angela Barth, Mannheim, www.wortsuchtwerk.de
Umschlaggestaltung, Layout und Satz: Kerstin Möller, Münster, info@kmgrafikunddesign.de
Druck und Bindung: Druckerei Schwörer GmbH & Co. KG, Mannheim
Printed in Germany

Bibliografische Information der Deutschen Nationalbibliothek
Die Deutsche Nationalbibliothek verzeichnet diese Publikation in der Deutschen Nationalbibliografie; detaillierte bibliografische Daten sind im Internet über http://dnb.d-nb.de abrufbar.

Wichtiger Hinweis: Die Inhalte dieses Buches wurden sorgfältig recherchiert und haben sich in der Praxis bewährt. Alle Leserinnen und Leser sind dennoch aufgefordert, selbst zu entscheiden, ob und wie weit sie die Anleitungen aus diesem Buch umsetzen wollen. Autorin und Verlag übernehmen keine Haftung für die Resultate. Yoga sollte immer dem aktuellen Gesundheitszustand und der momentanen Verfassung angepasst werden. Alle Haltungen sollten im Rahmen der eigenen Beweglichkeit durchgeführt werden. Zur Veranschaulichung und Vertiefung ist es ratsam, einen Yogakurs zu besuchen. Ein Buch kann den Unterricht durch eine(n) qualifizierte(n) Yogalehrer(in) nicht ersetzen.
Alle im Buch vorkommenden Personen sind frei erfunden, Ähnlichkeiten mit lebenden Personen reiner Zufall.

Weitere Infos und kostenfreie Downloads zum Buch unter:
www.highline-verlag.de
www.facebook.com/HighlineVerlag

FSC www.fsc.org MIX Papier aus verantwortungsvollen Quellen FSC® C106855

klimaneutral gedruckt www.klima-druck.de ID-Nr. 1875650 bvdm.

Glücklicherweise...

...haben wir die Druckerei Schwörer gefunden!

142

Vielen Dank für die kompetente Beratung rund um Farben, Papier, Nachhaltigkeit und Druck sowie für die sorgfältige Umsetzung unserer Ideen vom gesamten Team des Highline Verlages.

FSC
WÄLDER FÜR IMMER FÜR ALLE

Der Kauf dieses Produktes hilft, die Wälder der Welt zu schützen.
FSC® C106855 • www.fsc.org

Mitglied der bvdm-Klimainitiative

DIE DRUCKEREI SCHWÖRER

Tradition mit Zukunft – bei Schwörer seit 1887

Erfahren, bestens eingeführt, mit langer Unternehmenstradition aber nicht verkrustet, sondern zukunftsorientiert. So ist das Team der Druckerei Schwörer aufgestellt: Eine bestens geschulte Mitarbeitercrew unter der Führung eines dynamischen Chefs. Sven Schwörer leitet in vierter Generation, als Diplomingenieur Drucktechnik, die von seinem Urgroßvater gegründete Firma. Seine Devise: Es gibt viel zu drucken, gehen wir es an.

DRUCKEREI
SCHWÖRER

Sch....

Tradition mit Zukunft
Seit über 120 Jahren

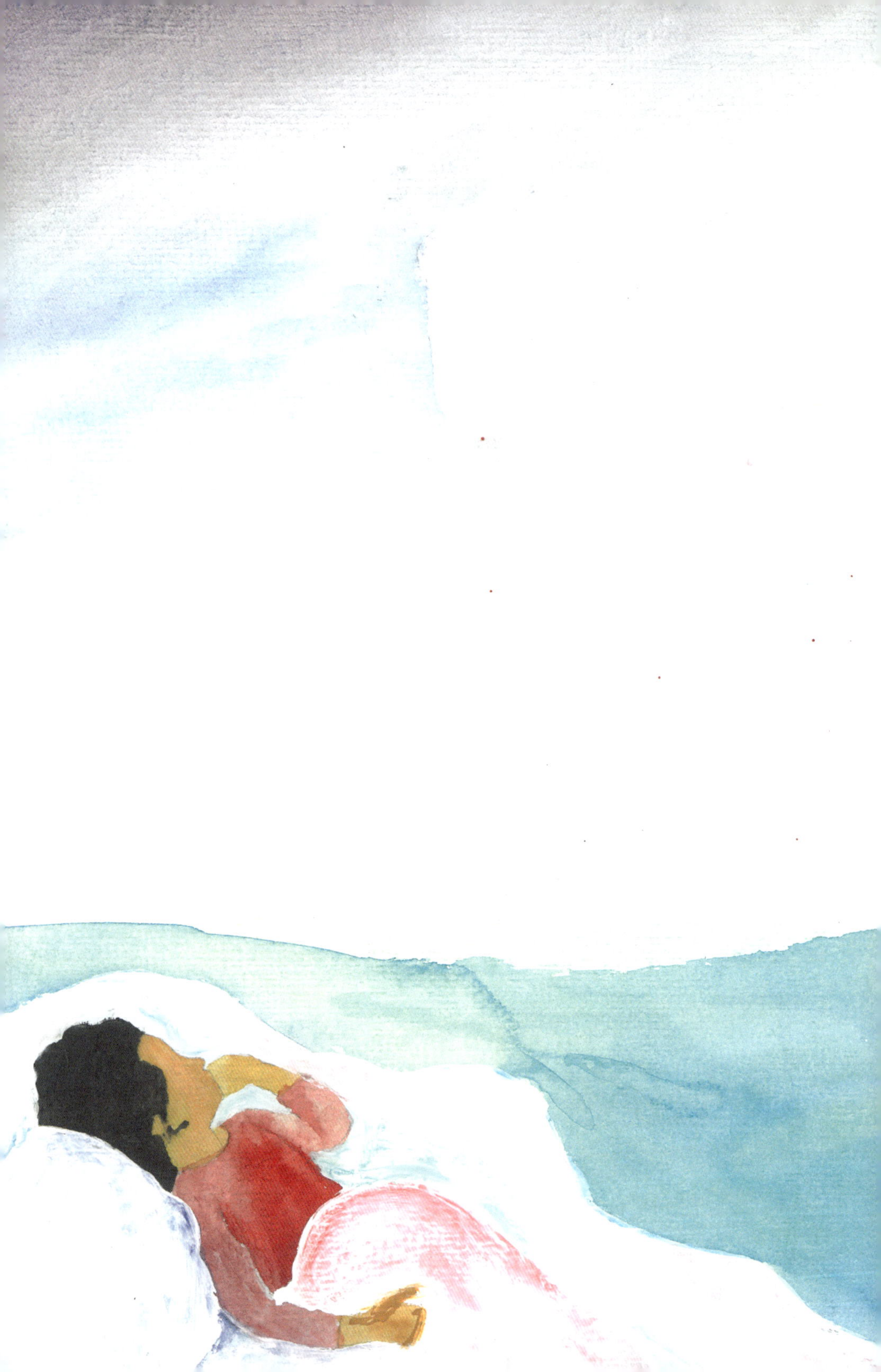

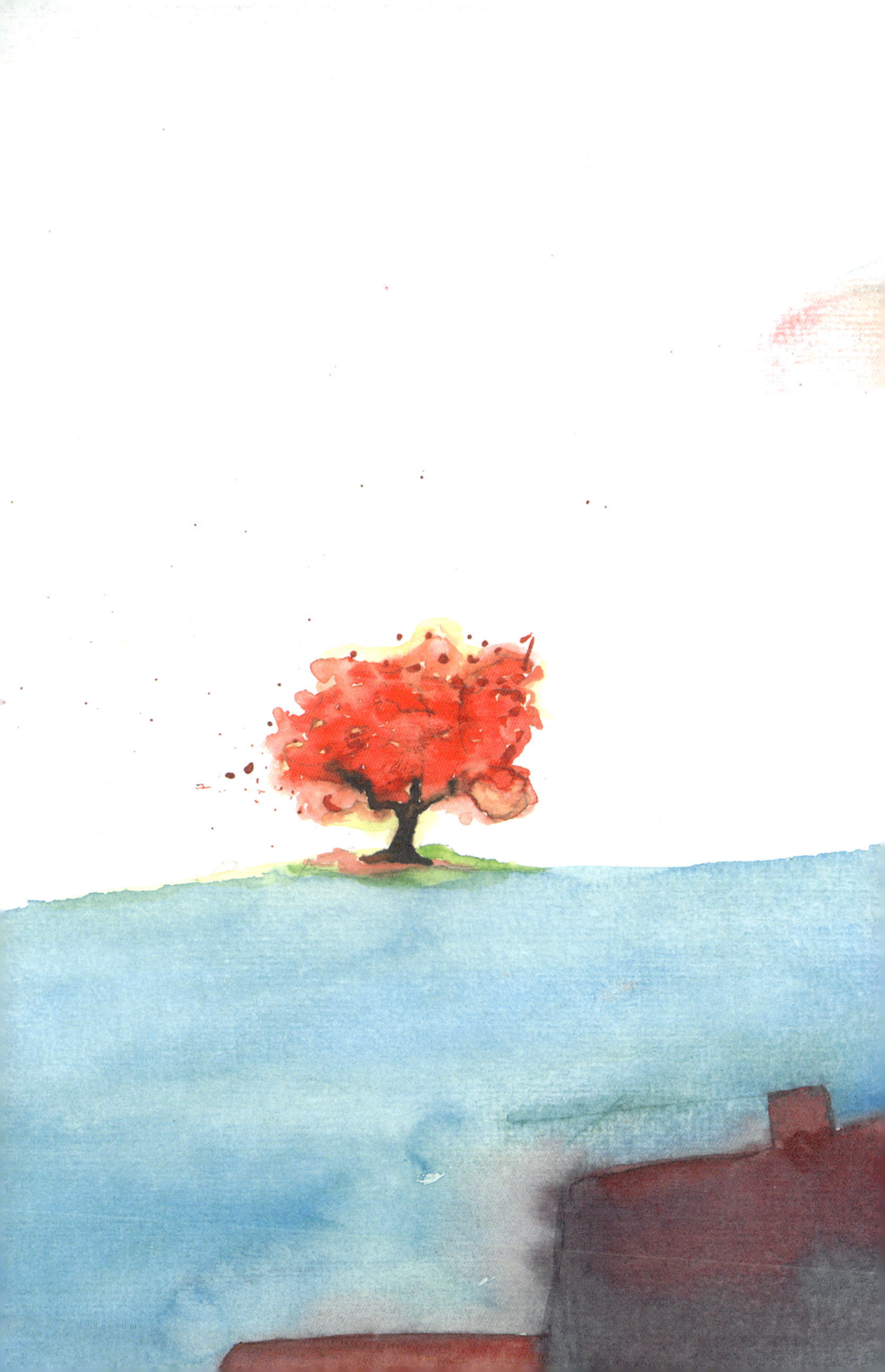

Zeit für Inspiration

Dieses Kapitel besteht aus 28 Karten zur Inspiration, als Glücksbringer oder als Wegweiser. Zur Belohnung für alle, die das Yoga-Abendritual mit ihrer Familie praktizieren.

Nimm dir etwas Zeit, um den Alltag aus neuen Perspektiven zu betrachten. Schenke dir immer wieder neue Inspirationen für ein freudvolles und friedliches Leben.

DIE 28 INSPIRATIONSKARTEN

... sind zum Ausschneiden, Mischen und Auf-den-Nachttisch-Legen, mit den Illustrationen nach unten, versteht sich. Nicht mogeln! Nicht schauen, was morgen dran ist! Eine Karte für jede Nacht, eine Inspiration jeden Abend und das Ganze einen Monat lang. Was dann passiert? Probier' es einfach aus!

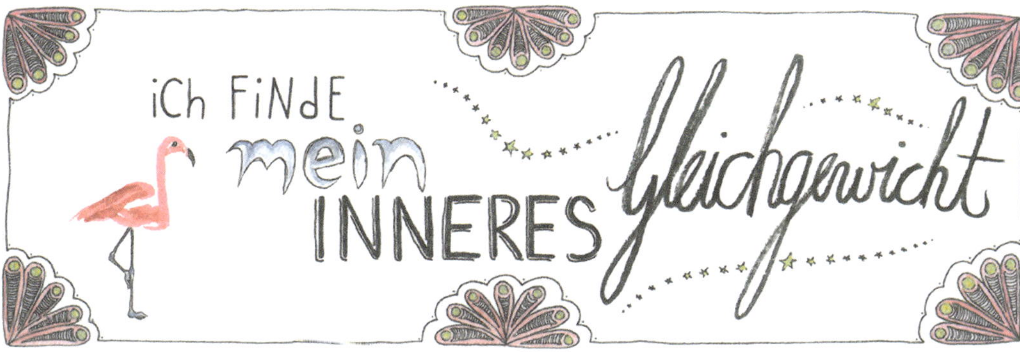
ICH FINDE
mein
INNERES
Gleichgewicht

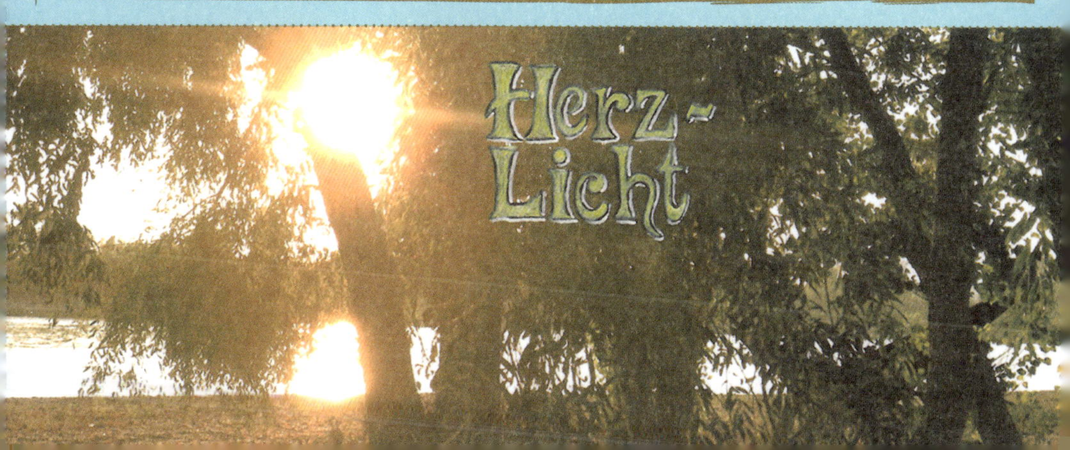
Herz-
Licht

Ich BIN frei

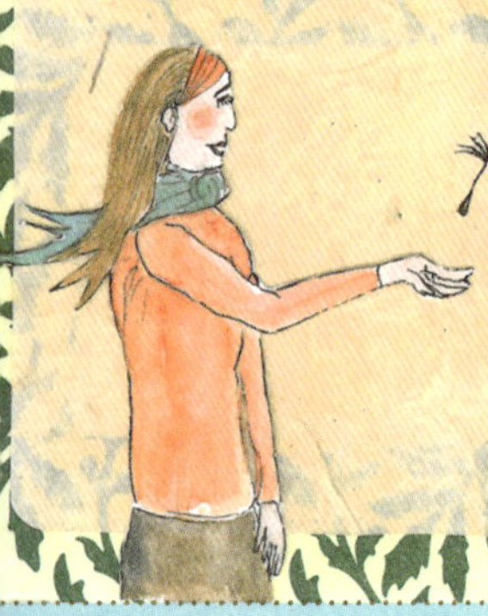

Dankbarkeit

Einatmend lächle ich,
ausatmend lasse ich
alle Anspannung los.

EINFACH
LEBEN

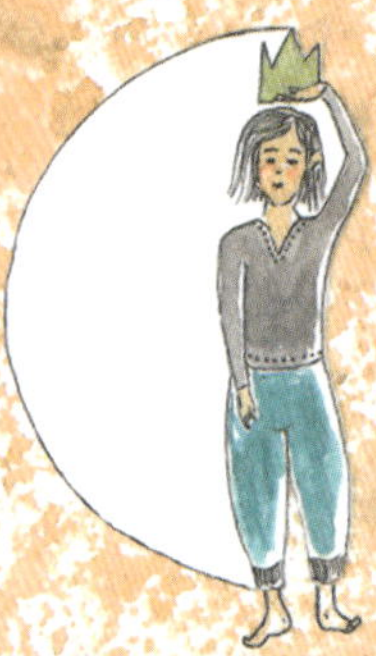

Ich kümmere mich gut um mich selbst.

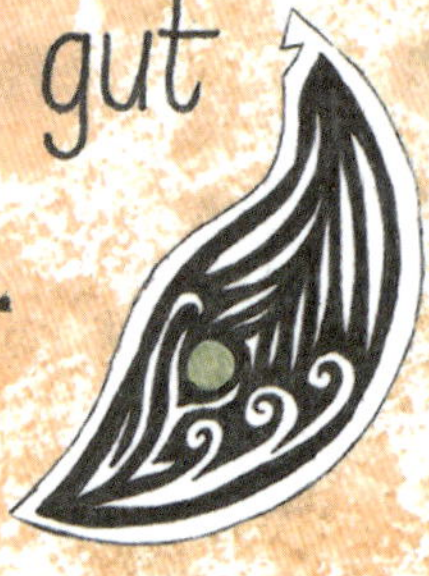

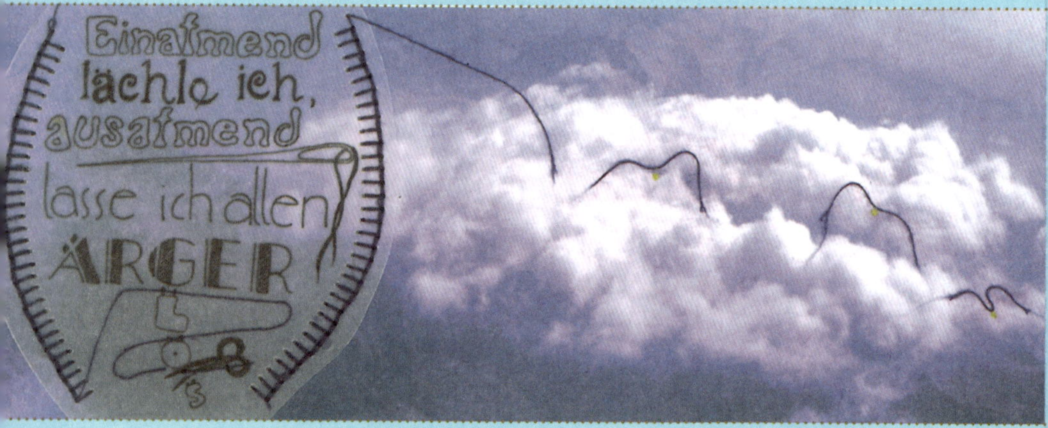

Shine your light!

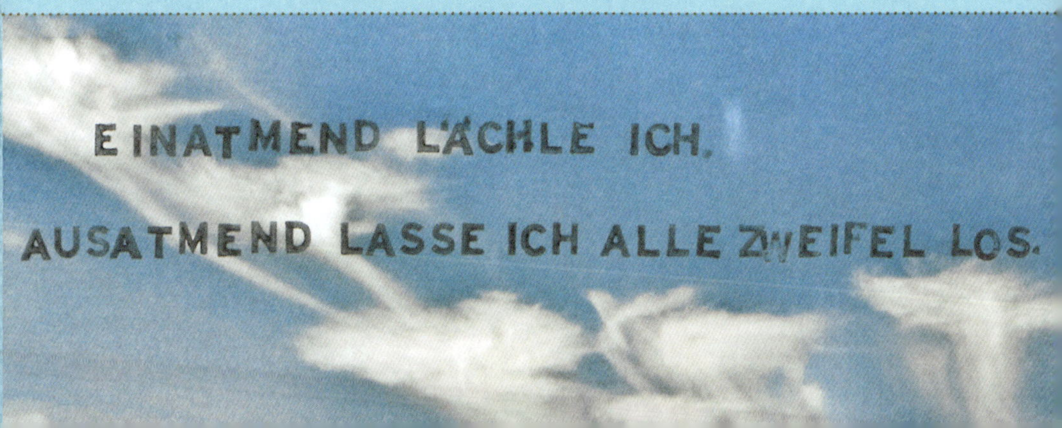

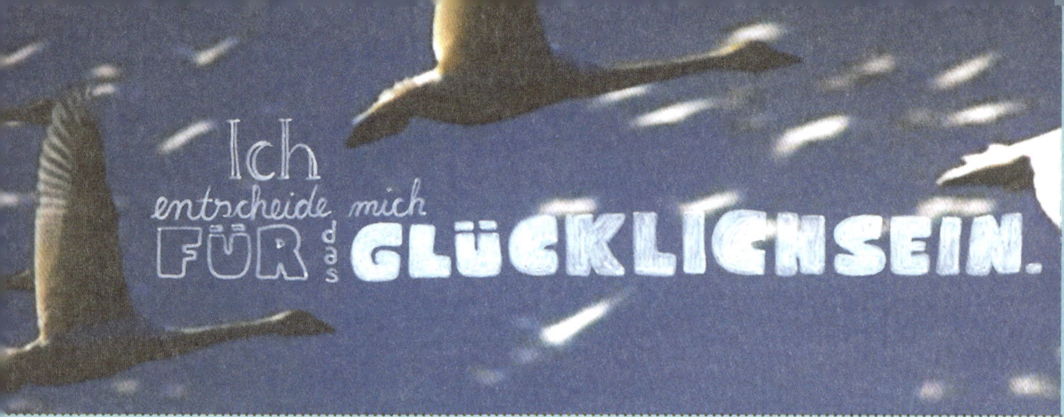
Ich
entscheide mich
FÜR das GLÜCKLICHSEIN.

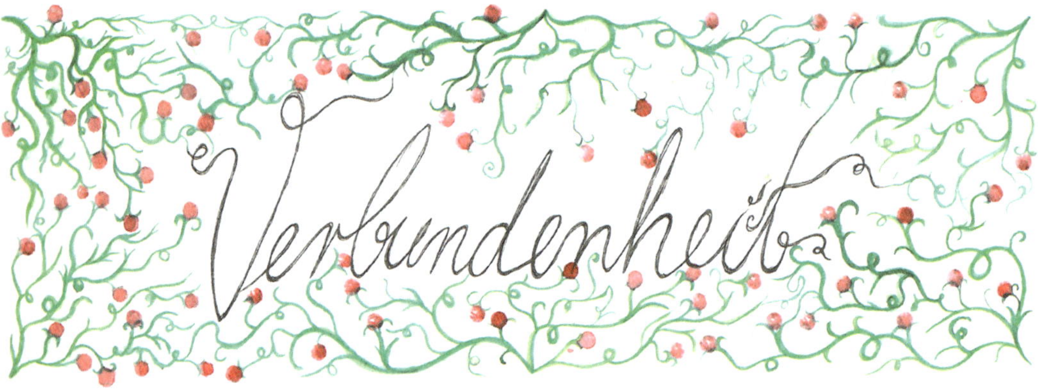
Verbundenheit

EIN ATMEND
LÄCHLE ICH,
ausatmend lasse
ich alle Schwere
LOS.

Ich gehe unbeirrt auf meinem Pfad.

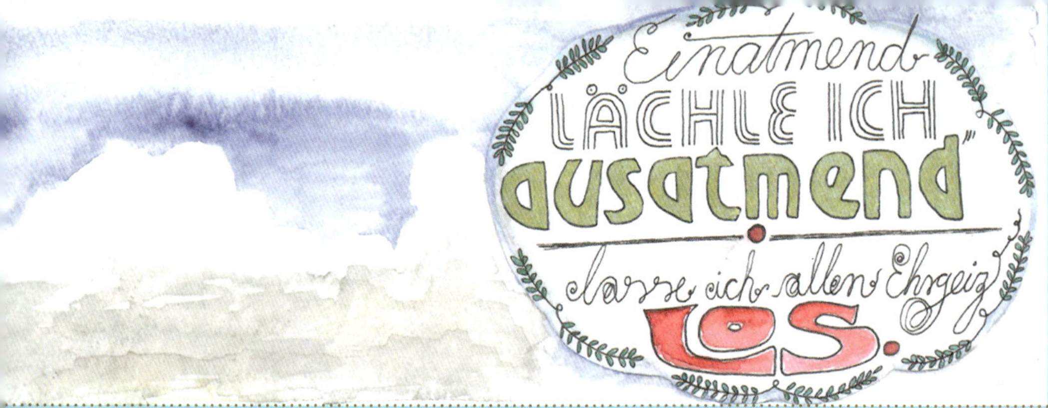
Einatmend
LÄCHLE ICH
ausatmend
lasse ich allen Ehrgeiz
LOS."

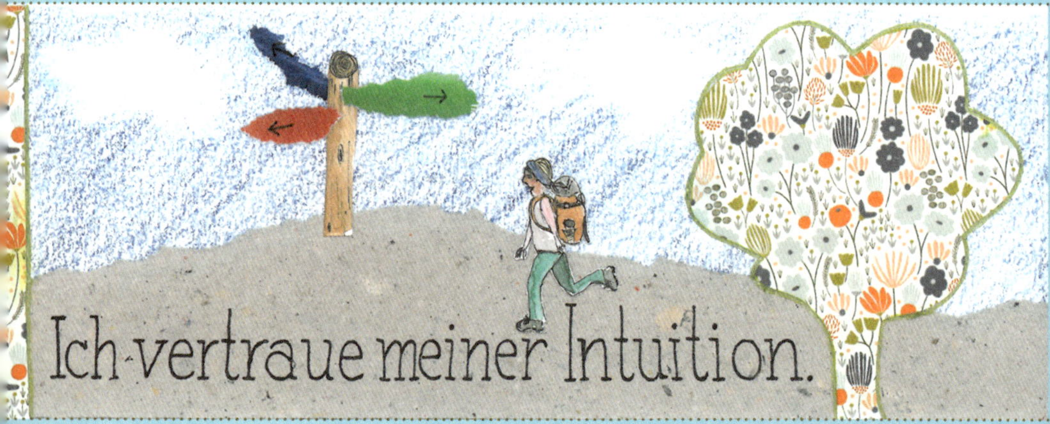
Ich vertraue meiner Intuition.

Ich zaubere ein Lächeln auf mein Gesicht.

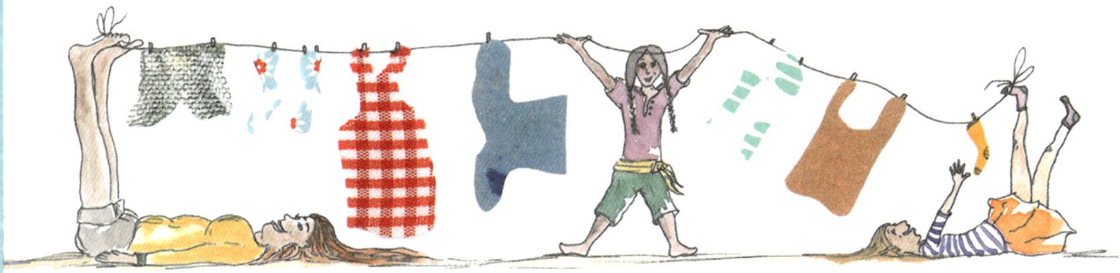

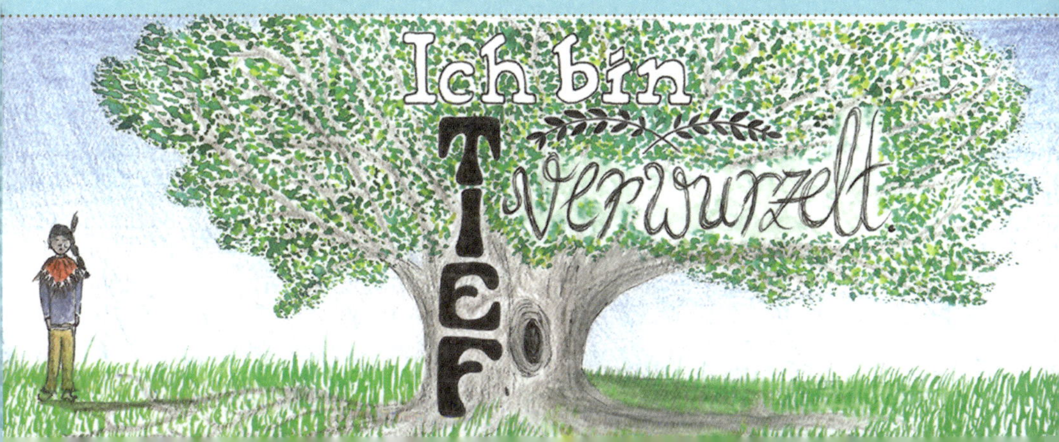

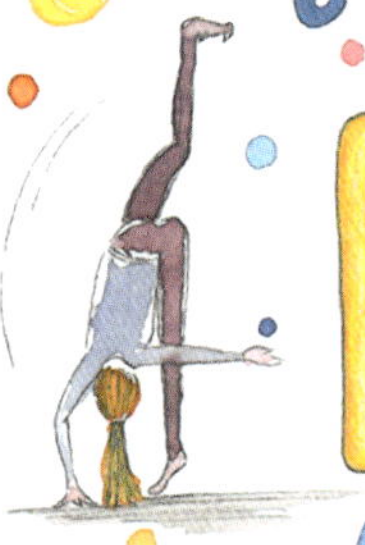

FREUDE

ICH BIN ZUFRIEDEN.

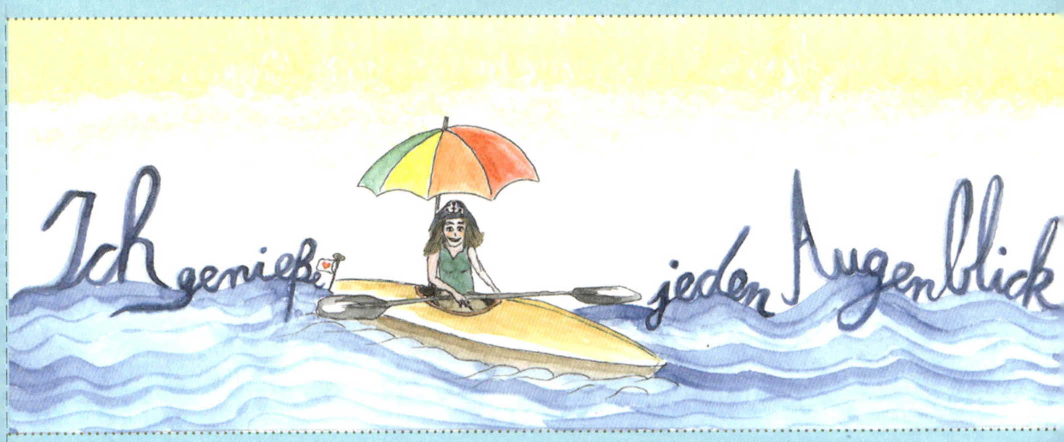
Ich genieße jeden Augenblick

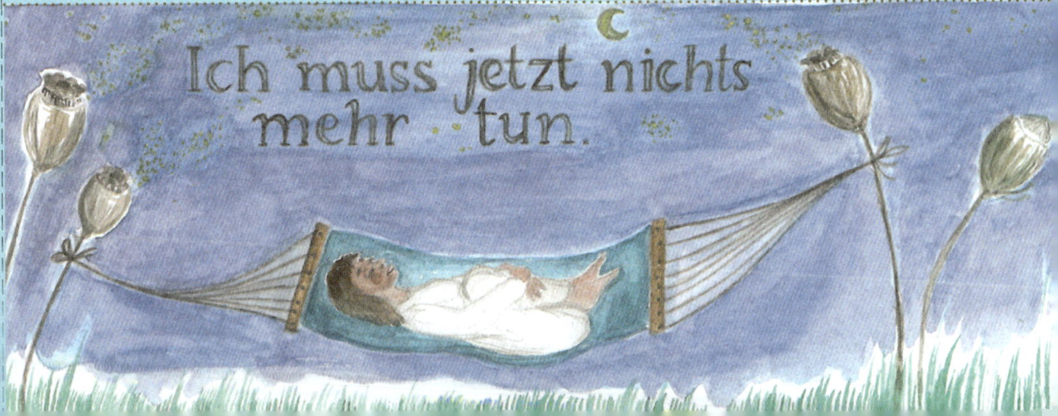
Ich muss jetzt nichts
mehr tun.

Seelenfrieden

ich freue mich aufrichtig mit anderen Menschen mit

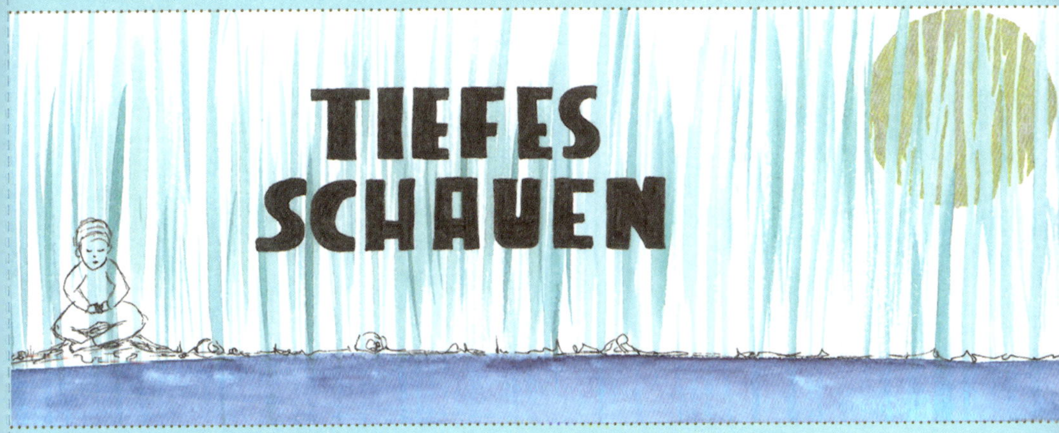

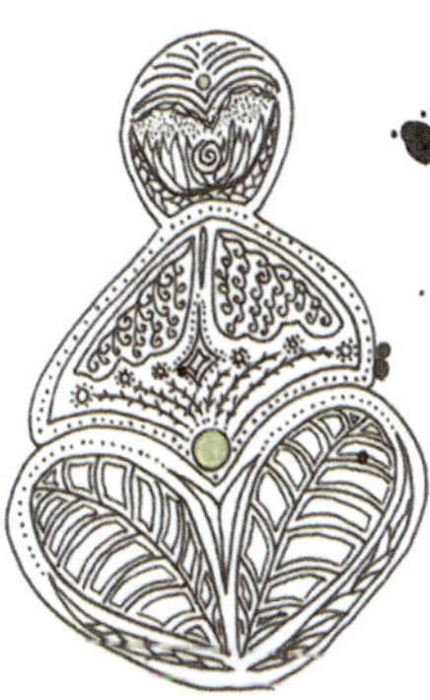

Ich bin
angekommen.

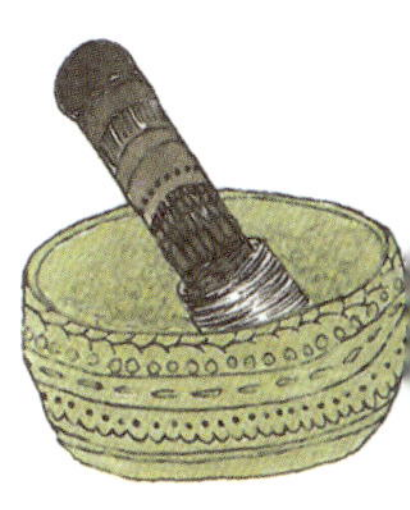

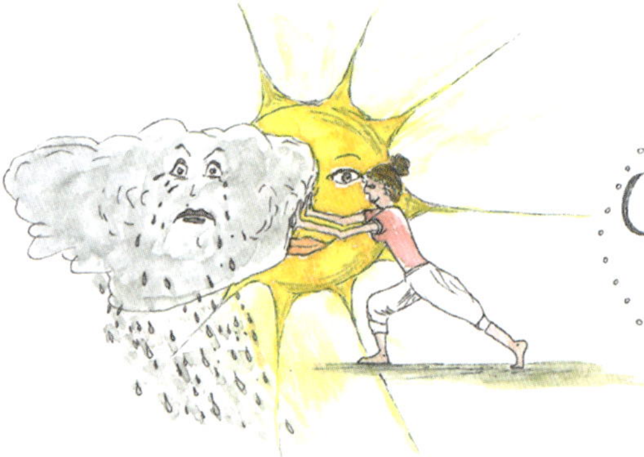

EINATMEND
LÄCHLE ICH,
ausatmend
lasse ich alle
Traurigkeit
LOS.

EINATMEND LÄCHLE ICH,

AUSATMEND LASSE ICH ALLE WUT LOS.

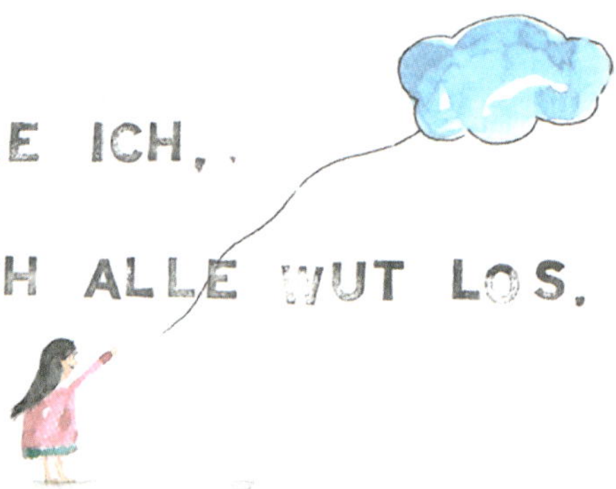